WissenKompakt Medizin

„WissenKompakt Medizin" bietet topaktuelles medizinisches Wissen für Jedermann. Dabei umfasst die Reihe ein breites Spektrum an Themen und reicht von „Volkskrankheiten", ihren Grundlagen und der neuesten Therapieverfahren bis hin zu hochaktuellen Forschungsergebnissen und deren Auswirkung auf den medizinischen Alltag. Auf spannende und unterhaltsame Weise werden so interessante Fragestellungen rund um die Medizin einem breiten Publikum allgemeinverständlich näher gebracht. Renommierte Ärztinnen, Ärzte und Spitzenforscher aus der deutschen Top-Universität sind der Garant für hervorragende Inhalte und großartige Einblicke in die Welt der Medizin. Diese Reihe ist entstanden in Kooperation zwischen der Universitätsklinik und der medizinischen Fakultät Heidelberg und dem Springer-Verlag.

Weitere Bände in der Reihe http://www.springer.com/series/15356

Florian Schütz
Christof Sohn

Erste Hilfe bei Brustkrebs

Universitätsfrauenklinik Heidelberg

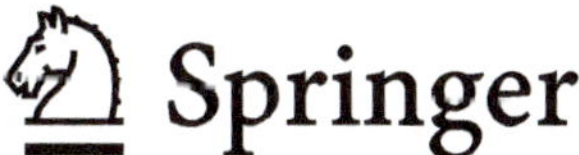

Florian Schütz
Interdisziplinäres Brustzentrum
Universitätsfrauenklinik Heidelberg
Heidelberg, Deutschland

Christof Sohn
Universitätsfrauenklinik Heidelberg
Heidelberg, Deutschland

ISSN 2522-8226   ISSN 2522-8234   (electronic)
WissenKompakt Medizin
ISBN 978-3-662-55702-0   ISBN 978-3-662-55703-7   (eBook)
https://doi.org/10.1007/978-3-662-55703-7

Die Deutsche Nationalbibliothek verzeichnet diese Publikation in der Deutschen Nationalbibliografie; detaillierte bibliografische Daten sind im Internet über http://dnb.d-nb.de abrufbar.

Umschlaggestaltung: deblik Berlin
Fotonachweis Umschlag: © Universitätsklinikum Heidelberg/Fotograf: Christian Buck

Gedruckt auf säurefreiem und chlorfrei gebleichtem Papier

Springer ist ein Imprint der eingetragenen Gesellschaft Springer-Verlag GmbH, DE und ist ein Teil von Springer Nature
Die Anschrift der Gesellschaft ist: Heidelberger Platz 3, 14197 Berlin, Germany

Geleitwort zur Reihe

Medizin verständlich erklärt

Prävention und die Stärkung der Eigenverantwortung von Gesunden und Kranken sind wichtige Zukunftsaufgaben der Universitätsmedizin. Basis für den Weg zum mündigen Patienten sind verlässliche Informationen auf dem neusten Stand der Forschung, die von Ärztinnen und Ärzten, Wissenschaftlerinnen und Wissenschaftlern täglich geprüft werden. Das Internet liefert neben empfehlenswerten medizinischen Inhalten leider auch viele unseriöse Informationen. Die hilfreichen Ratschläge herausfiltern kann aber nur, wer sich einigermaßen auskennt. Menschen fundiert und verständlich über medizinische Zusammenhänge aufzuklären, wird daher künftig noch wichtiger als es bislang schon war.

In der neuen Sachbuchreihe WissenKompakt Medizin bringen namhafte Heidelberger Experten dem interessierten Leser die Vielseitigkeit der modernen Medizin nahe. Kein humanmedizinisches Fachchinesisch, keine langatmigen Studien und detailverliebten Kurven – am Puls aktueller Klinik, Forschung und Lehre gewinnen Sie, liebe Leserin und lieber Leser, spannende Einblicke in Körper und Geist. Sie erfahren, wie Sie selbst dazu beitragen können, möglichst lange gesund zu bleiben und welche Möglichkeiten moderne Medizin für Patienten bietet.

Wir freuen uns, dass der Springer Verlag Heidelberg, das Universitätsklinikum Heidelberg und die Medizinische Fakultät der Universität Heidelberg – alle beheimatet auf dem einzigartigen Medizincampus Im Neuenheimer Feld – gemeinsam diese neue Sachbuchreihe auf den Weg bringen. Ideengeber war die populäre Vortragsreihe „Medizin am Abend" am Universitätsklinikum Heidelberg in Kooperation mit der Rhein-Neckar-Zeitung. Seit 2013 hat sich diese höchst beliebte Veranstaltung zu einem wahren Publikumsmagneten entwickelt. Bis zu 800 Zuhörer strömen zu den rund zehn Lesungen pro Jahr, bei denen Chefärzte und Top-Forscher des Heidelberger Medizincampus im Hörsaal den interessierten Bürgerinnen und Bürgern Medizin nahe bringen. Sie erläutern in einfacher Sprache, wie man Tabletten richtig einnimmt, wie viel Alkohol erlaubt ist oder ob Sport tatsächlich krank macht. Anschaulich mit Witz und Charme erklärt, aber selbstredend hoch seriös – was die Vorlesungsreihe im weiten Umkreis um Heidelberg einzigartig und einzigartig populär macht.

Wir wünschen auch dieser Buchreihe viel Erfolg! Auf dass sie die Leserinnen und Leser mit spannenden Themen begeistert und gewinnbringend informiert. Wenn die Reihe dazu beiträgt, die ein oder andere Leserin, den ein oder anderen Leser länger gesund zu halten, dann haben wir viel erreicht.

Prof. Dr. Guido Adler
Ehem. Leitender Ärztlicher Direktor
Vorstandsvorsitzender
Universitätsklinikum Heidelberg

Prof. Dr. Wolfgang Herzog
Dekan
Medizinische Fakultät der Universität Heidelberg

Vorwort

Mehr als 72.000 Frauen sind mittlerweile in Deutschland pro Jahr mit der Erstdiagnose Brustkrebs konfrontiert – mit weiterhin steigender Tendenz. Glücklicherweise konnte die Prognose der betroffenen Frauen in den letzten Jahrzehnten wesentlich verbessert werden, sodass man ihnen und ihren Familien Mut machen kann. Neben neuen Medikamenten und optimierten Behandlungen muss ursächlich vor allem eine Konzentration des Wissens und des praktischen Könnens in Diagnostik, Therapie und Erforschung der Brustkrebserkrankung genannt werden. Die Bildung von Brustzentren, welche durch deutsche Fachgesellschaften zertifiziert werden, trägt diesem Gedanken Rechnung.

Das Brustzentrum der Universitätsfrauenklinik Heidelberg ist eines der Kompetenzzentren in Deutschland für die Diagnostik und Therapie von Brustkrebserkrankungen. Darüber hinaus erforschen wir in herausragender Zusammenarbeit mit dem Nationalen Centrum für Tumorerkrankungen (NCT) und dem Deutschen Krebsforschungszentrum (DKFZ) bösartige Erkrankungen der Brust, um unseren Patientinnen moderne und innovative Behandlungsmethoden anbieten zu können. Wir sind stolz, unseren Patientinnen eine allumfassende Behandlung und Betreuung anbieten zu können, die weit über das normale Maß hinausgeht.

Dieses Buch ist ein Teil der besonderen Betreuung und richtet sich an alle betroffenen Frauen und deren Familie. Die Autoren sind ausgewiesene Fachexperten auf ihrem jeweiligen Gebiet. In den Kapiteln vermitteln sie nicht nur das Wissen, um die Erkrankung besser verstehen zu können, sondern geben praktische Ratschläge für den Alltag.

Kein Buch kann jedoch das persönliche Gespräch ersetzen. Nutzen Sie daher dieses Buch, um mit Ihren behandelnden Ärzten besser über Ihre Erkrankung sprechen zu können.

Prof. Dr. Florian Schütz
Prof. Dr. Christof Sohn
Heidelberg
im Frühjahr 2018

Inhaltsverzeichnis

Über die Autoren

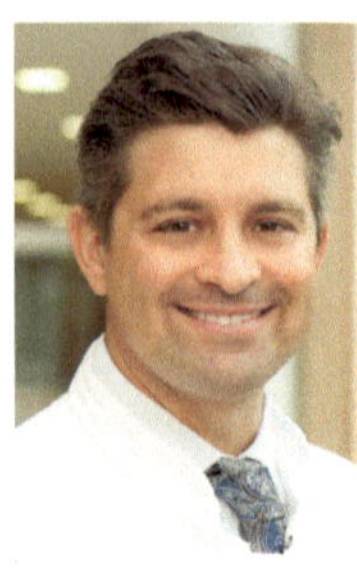

Prof. Dr. med. Florian Schütz
- Geboren 1972 in Osnabrück

- **Beruflicher Werdegang**
- 2017 Zertifikate der AG Gynäkologische Endoskopie e. V. (MIC I & II)
- 2016 Visiting Professor an der Quingdao University (China), Medical Faculty
- 2016 Mitglied des Beraterstabs der "German Breast Group"
- 2016 Aufbau der Fetalchirurgie an der Universitätsfrauenklinik
- 2016 Zertifikat der AG für ästhetische, plastische und wiederherstellende Operationsverfahren in der Gynäkologie e. V. (AWOgyn)
- 2015 Leiter des interdisziplinären Brustzentrums
- 2014 Faculty Member der European Academy of Senology
- 2013 Verleihung der außerplanmäßigen Professur
- 2013 Zertifikat der AG Urogynäkologie und Beckenbodenrekonstruktionen e. V.
- 2010 Stellvertretender Klinikdirektor und Leitender Oberarzt, Lehrbeauftragter
- 2010–2017 Focus Spezial, Ärzteliste „Experte für Brustkrebs/ gynäkologische Tumoren"
- 2010 Schwerpunktbezeichnung „Spezielle Geburtshilfe und Perinatalmedizin"
- 2010 Beauftragter für medizinische Fachgutachten
- 2010 Habilitation durch die Medizinische Fakultät der Ruperto-Carola über „Tumorimmunologie des Mammakarzinoms"
- 2009–2013 Führungskräfteseminar des Universitätsklinikums Heidelberg
- 2009 Schwerpunktbezeichnung „Gynäkologische Onkologie"
- 2008–2010 Projektleiter der Kooperation der Universitätsfrauenklinik mit dem Krankenhaus Salem der Evangelischen Stadtmission Heidelberg gGmbH und Chefarztstellvertreter
- 2007–2011 Kongresssekretär der „Heidelberger Onkologietage – Gynäkologie und Senologie" 2006 KV-Ermächtigung im Rahmen des Mammographiescreeningprogramms

- 2005 Oberarzt und Zentrumskoordinator des universitären zertifizierten Brustzentrums
- 2005 Fachexperte OnkoZert GmbH (Zertifizierungsstelle der DKG e. V. und der DGS e. V.)
- 2004 Facharzt für Gynäkologie und Geburtshilfe
- 2004 Qualitätsmanagementbeauftragter (Deutsche Gesellschaft für Qualität (DGQ) e. V.)
- 2003 Funktionsoberarzt Onkologie
- 2001 Promotion mit magna cum laude „Vergleichende Untersuchungen zu Funktionstests des Hypophysenvorderlappens" (Universität Heidelberg, Prof. Dr. med. C. Wüster)
- 1999–2004 Assistenzarzt an der UFK Heidelberg, Leitung: Prof. Dr. med. Dr. h.c. mult. G. Bastert
- 1992–1999 Studium der Humanmedizin an der Ruprecht-Karls-Universität Heidelberg und am Albert Einstein College of Medicine of Yeshiva University, New York City, USA
- 1985–1992 Allgemeine Hochschulreife am humanistischen Ratsgymnasium Osnabrück

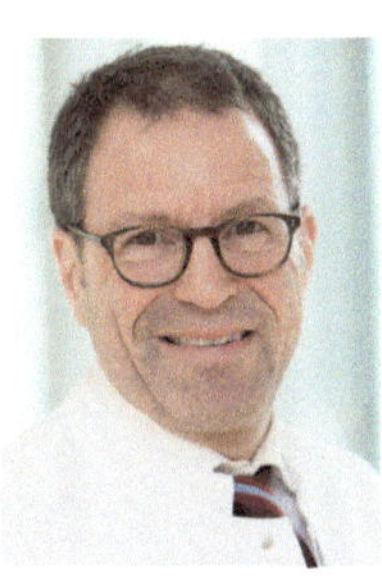

Prof. Dr. med. Prof. h. c. Christof Sohn
- Geboren 1961 in Pforzheim

■ Beruflicher Werdegang
- 2007: Ehrenprofessur der Universität Simferopol, Ukraine.
- Seit November 2004 Geschäftsführender Direktor der Universitätsfrauenklinik Heidelberg
- 2002 Geschäftsführender Direktor des Zentrums Frauenheilkunde der MHH
- 01. Mai 2000 Berufung auf die C4-Professur der Frauenklinik der Medizinischen Hochschule Hannover: Direktor der Abteilung I für Geburtshilfe, Pränatalmedizin und allg. Gynäkologie der Medizinischen Hochschule Hannover im Oststadtklinikum
- 1997 Berufung auf die C3-Professur an der Universitätsfrauenklinik Frankfurt/Main, Übertragung der Leitung des Schwerpunktes für Geburtshilfe und Perinatalmedizin an der Universitätsfrauenklink Frankfurt/Main
- 1997 Fakultative Weiterbildung „spezielle Geburtshilfe und Perinatalmedizin" sowie „spezielle operative Gynäkologie"
- 1993 Übertragung der Sektionsleitung der Sektion für pränatale und gynäkologische Ultraschalldiagnostik und Therapie an der Universitätsfrauenklinik Heidelberg

- 1993 Ernennung zum Oberarzt der Universitätsfrauenklinik Heidelberg
- 1993 Habilitation
- 1993 Facharztprüfung im Fach Gynäkologie / Geburtshilfe
- 1991–1997 Wissenschaftlicher Angestellter der Universitätsfrauenklinik Heidelberg (Prof. Dr. Dr. h.c. G. Bastert)
- Wissenschaftlicher Angestellter in der Klinik für Angiologie der Universitätsklinik Essen (Prof. Dr. G. Rudofsky)
- Wissenschaftlicher Angestellter der Universitätsfrauenklinik der RWTH Aachen (Prof. Dr. H. Jung)
- Assistenzarzt Abteilung Gynäkologie/Geburtshilfe Kreiskrankenhaus Albstadt (Prof. Dr. G. Geier)
- Medizinstudium an der Universität Ulm, Approbation und Promotion über das Thema "Einfluß der Gravidität auf das Venensystem der unteren Extremität - eine prospektive Studie"

Diagnose Brustkrebs

© Prof. Dr. Florian Schütz, Prof. Dr. Christof Sohn 2018
F. Schütz, C. Sohn, *Erste Hilfe bei Brustkrebs*, WissenKompakt Medizin,
https://doi.org/10.1007/978-3-662-55703 7_1

Sehr geehrte Patientin, bei Ihnen wurde eine Brustkrebserkrankung festgestellt. Das tut uns leid! Wichtiger als unser Mitleid sind jedoch Informationen und Hilfestellungen, die wir Ihnen mit diesem Buch geben möchten.

Sich plötzlich mit der Diagnose Brustkrebs konfrontiert zu sehen, ist für jede Frau ein großer Schock. Nach und nach kommen die Betroffenen zu dem Schluss, dass es keine Sicherheit im Leben und keine Garantie auf Gesundheit gibt. Alle Frauen suchen nach Erklärungen, finden aber keine.

Die Suche nach der Ursache oder womöglich Schuld ist tatsächlich sinnlos: es gibt in den allermeisten Fällen aus der heutigen Sicht der Wissenschaft keine erkennbare Ursache für die Entstehung von Brustkrebs. Es gibt verschiedene Risikofaktoren: Familiäre Häufung (Brust- oder Eierstockkrebs ziehen sich durch die Familie wie ein roter Faden), Lebensführung (starkes Übergewicht, Hormoneinnahme), vielleicht Umweltfaktoren. Aber selbst die Vermeidung der von uns beeinflussbaren Faktoren führt nicht zu einer Garantie auf Gesundheit.

Zum Glück stellt Brustkrebs kein Todesurteil dar. Durch eine konsequente und individuelle Behandlung der Erkrankung können je nach Tumorstadium und Aggressivität des Brustkrebses 60 % bis 95 % der betroffenen Frauen geheilt werden. Dabei werden Operationen, Bestrahlungen und medikamentöse Therapien (antihormonelle Medikamente, Antikörper und Chemotherapien) in unterschiedlichen Intensitäten und Reihenfolgen eingesetzt.

> **Die Diagnose Brustkrebs stellt heutzutage kein Todesurteil mehr dar.**

1.1 Wer kann mir nun helfen?

Hat einen die Diagnose „Brustkrebs" getroffen, erfährt man, sobald man die Kraft hatte, es seinen Freunden, nächsten Bekannten und der Familie mitzuteilen, oft eine große Welle an Hilfsbereitschaft. Diese schließt auch eine Flut von gut gemeinten Ratschlägen mit ein. Nicht selten erfährt man dabei, dass bereits einige Menschen in der familiären Umgebung oder im Freundes- und Bekanntenkreis von der Diagnose betroffen sind. Die vielen Ratschläge sind ohne Zweifel gut gemeint, allerdings mit Vorsicht zu genießen, da sie nicht immer objektiv richtig sind. Des Weiteren können unterschiedliche Schicksale niemals miteinander verglichen werden.

> **Es ist immer außerordentlich wichtig, bei medizinischen Problemen wirkliche Experten zu konsultieren.**

Es ist nun an der Zeit, sich zu informieren und einen Behandlungsplan zu erarbeiten. Auf kaum einem anderen Gebiet der Krebsmedizin (Onkologie) existieren derart hoch qualifizierte Einrichtungen, wie in der Behandlung von Brustkrebs: die von der Deutschen Krebsgesellschaft e. V. und der Deutschen Gesellschaft für Senologie (Senologie = Lehre von den Brusterkrankungen) e. V. zertifizierten Brustzentren. Dort arbeiten ärztliche und nicht-ärztliche Experten verschiedener Fachrichtungen Hand in Hand, um Ihr Problem aus allen möglichen Richtungen zu betrachten und eine optimale Behandlung zu gewährleisten.

Ganz wichtig ist auch die Frage nach der Übung und Expertise, die Ihre behandelnde Ärztin/Ihr behandelnder Arzt hat – denn desto häufiger sie/er dieses Krankheitsbild behandelt und je mehr Experten unterschiedlicher Fachrichtungen involviert sind, desto Erfolg versprechender ist die Behandlung. Deswegen wurde die Zertifizierung von Brustzentren an bestimmte Mindestbehandlungszahlen gebunden. Ein wirklicher professioneller Experte wird Ihnen die Frage nach seiner Erfahrung nicht übel nehmen, sondern im Gegenteil die Chance nutzen, Ihnen sein Wissen und sein Institut oder Praxis stolz vorzustellen.

> **Fragen Sie nach den Erfahrungen der Experten und deren Ausbildung!**

1.2 Andere Meinungen

Sich eine Zweitmeinung einzuholen ist Ihr gutes Recht. Falls kein Vertrauensverhältnis zu dem behandelnden Arzt oder der Institution entsteht oder Ihnen Zweifel wegen der vorgeschlagenen Therapie kommen, sollten Sie sich eine weitere Meinung bei einem anderen Experten einholen. Leider erleben wir es häufig, dass Patientinnen, denen die vorgeschlagenen Therapien so gar nicht passen, häufig zur Dritt-, Viert- oder Fünftmeinungen durch die Republik reisen. Das macht nicht nur keinen Sinn, sondern vergeudet Zeit für den Arzt und die Patientin selbst.

Es gibt außerhalb der Brustzentren viele anerkannte, aber auch selbst ernannte Experten, die eine Betroffene leider nur schwer voneinander unterscheiden kann. Ihr Frauenarzt kann Ihnen sicher behilflich sein, den richtigen Behandlungspartner zu finden.

Unsinnigerweise wird zusätzlich häufig ein Konflikt zwischen der sogenannten Schulmedizin und komplementären medizinischen Behandlungsmethoden heraufbeschworen – der eigentlich gar nicht existiert. Jeder Experte sollte ergänzenden (komplementären) Behandlungsmethoden gegenüber aufgeschlossen sein. Er muss diese nicht unbedingt propagieren, sollte sie aber akzeptieren, wenn die Patientin einen Vorteil für sich darin sieht und grundsätzlich keine Bedenken gegen die Methode bestehen. Die Verbindung von beiden Therapieansätzen nennt sich „integrative Onkologie".

> **Zwischen Schulmedizin und komplentären Behandlungsmethoden besteht kein Widerspruch!**

Für Laien erscheint dieser Dschungel an Informationen oft undurchdringlich. Hier sollte ein einfacher Leitsatz Abhilfe schaffen:

> **Der wahre Experte offenbart sich dadurch, dass er sich allen Erfolg versprechenden Behandlungen und Behandlungsversuchen offen zeigt und mit Ihnen zusammen unter den vielen Möglichkeiten die für Sie beste Behandlungsmethode abwägt.**

Manche Ihrer Mitmenschen, die Ihnen helfen möchten, werden Ihnen versichern: „Ich kenne da jemanden, der weiß etwas ganz Neues und Bahnbrechendes". Wer freut sich in dieser Situation nicht an diesem Hoffnungsschimmer?! Aber: dort ist erst recht Vorsicht geboten! Sie können ganz sicher sein, dass Neues und Bahnbrechendes sofort von jedem wirklichen Experten aufgegriffen wird und alles daran gesetzt wird, dies für seine Patientinnen zu nutzen. Das weltweite Netzwerk der Wissenschaftler ist sehr fein gesponnen, gerade in der Onkologie.

Die Experten der zertifizierten Brustzentren wollen verantwortlich helfen. Wir behandeln mit Erfolg versprechenden und wissenschaftlich abgesicherten Methoden, die erwiesenermaßen nützen. Die Wissenschaft, die sich damit befasst, ist kritisch, neutral und unabhängig.

> **Fragen Sie daher immer nach der wissenschaftlichen Wertigkeit einer Methode, bevor Sie sich für oder gegen etwas entscheiden.**

Siehe ◘ Abb. 1.1

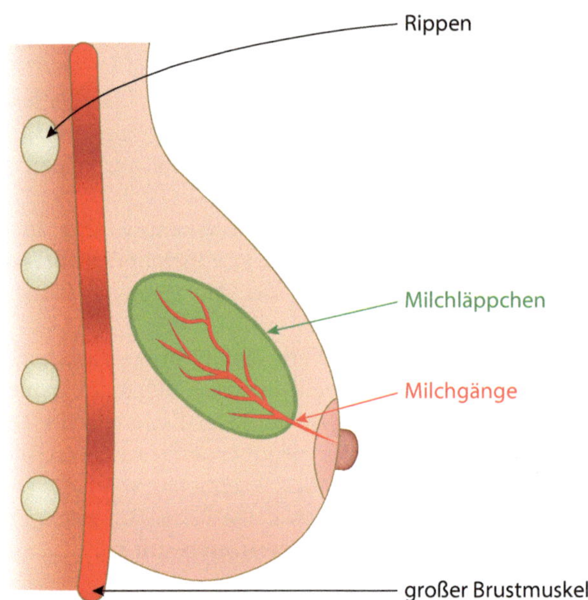

◘ **Abb. 1.1**   Schematische anatomische Abbildung eines Längsschnittes durch die Brust

Anatomie und Tumoren der weiblichen Brust

2.1 Knoten ist nicht gleich Knoten – 6

F. Schütz, C. Sohn, *Erste Hilfe bei Brustkrebs*, WissenKompakt Medizin,
https://doi.org/10.1007/978-3-662-55703-7_2

Das Brustdrüsengewebe setzt sich in erster Linie aus drei Gewebskomponenten zusammen:

1. Dem Drüsengewebe (Milchgänge und Drüsenläppchen), in dem die Milch zur Ernährung eines Kindes gebildet wird,
2. dem Bindegewebe, das als Gerüst die Milchgänge und das Drüsengewebe in Form hält und
3. dem Fettgewebe.

Die Zusammensetzung dieser drei Gewebearten unterliegt der hormonellen Steuerung. Wie groß der hormonelle Einfluss auf die Brust ist, spüren viele Frauen vor den Wechseljahren monatlich: Häufig empfinden Frauen in der 2. Zyklushälfte ihre Brust als knotig und schmerzhaft, dies verschwindet sofort mit dem Beginn der Periodenblutung wieder. Das Gelbkörperhormon ist für diese Veränderung verantwortlich.

Frauen jenseits der Wechseljahre haben weniger Brustdrüsengewebe als Frauen vor den Wechseljahren. Jenseits der Wechseljahre dominieren Fett- und Bindegewebe, sodass die Dichte der Brust immer geringer und die Aussagefähigkeit einer Mammographie immer größer wird.

2.1 Knoten ist nicht gleich Knoten

Die Tumoren der Brust, umgangssprachlich auch oft als „Knoten" bezeichnet, gehen in aller Regel vom Drüsengewebe aus – also von den Drüsengängen und den Drüsenläppchen.

❯ Das Wort Tumor ist zunächst neutral und bezeichnet lediglich eine Gewebsneubildung.

Ein Tumor gehört jedoch nicht dorthin, wo er gefunden wird. Und er erfüllt im Körper keine speziellen Aufgaben. Ob er gutartig (benigne) oder bösartig (maligne) ist, muss eine mikroskopische Untersuchung (sogenannte Histologie oder feingewebliche Analyse) feststellen. Alle bildgebenden Untersuchungen können nur Verdachtsmomente bringen.

❯ Beweisend für die Bösartigkeit eines Tumors/Knotens ist einzig und allein die histopathologische Untersuchung mit dem Mikroskop.

Die Diagnostik der weiblichen Brust

© Prof. Dr. Florian Schütz, Prof. Dr. Christof Sohn 2018
F. Schütz, C. Sohn, *Erste Hilfe bei Brustkrebs,* WissenKompakt Medizin,
https://doi.org/10.1007/978-3-662-55703 7_3

Viele Patientinnen fragen: „Hätte meine Krebserkrankung früher gefunden werden können!". Diese Frage ist sehr schwer zu beantworten. Wir wissen, dass zwischen der ersten Tumorzelle und der Feststellung des Tumors meistens Jahre liegen. Die Erkrankung wächst über eine lange Zeit mikroskopisch klein, da die Zellen fernab der Blutgefäße liegen. Die Tumorgröße kann aber schnell zunehmen, wenn ein Anschluss an Blutgefäße möglich wird. Im mikroskopischen Stadium kann kein Tumor entdeckt werden. Der Nachweis tastbarer Tumoren ist abhängig von der Brustgröße, -dichte, Untersuchungsart und Untersucher. Die Übergänge sind also fließend und eine eindeutige Angabe leider nicht möglich! Deswegen unterstützen wir Brustkrebsexperten das Mammographiescreening in der Risikogruppe der 50 bis 70-Jährigen. Jedoch entziehen sich einige Brustkrebserkrankungen vollständig der bildgebenden Diagnostik oder sind nur mäßig gut in einzelnen Untersuchungen zu vermuten.

Grundsätzlich gilt: Neu aufgetretene Knoten der Brust müssen so lange abgeklärt werden, bis klar ist, ob sie gut- oder bösartig sind.

3.1 Der tastende Finger

Die Tastuntersuchung ist eine sehr wichtige Untersuchungsmöglichkeit des Arztes, aber auch jeder Frau selbst. Ob ein Knoten getastet werden kann, ist abhängig von der Größe des Knotens, der Größe der Brust sowie deren Beschaffenheit.

3.2 Die Mammographie

Die Mammographie ist das am besten untersuchte bildgebende Verfahren der Brustdiagnostik. Sie kann durch kein anderes Verfahren ersetzt werden. Bei der Mammographie werden Röntgenbilder der Brust in verschiedenen Ebenen aufgenommen.

Die Mammographie hat den großen Vorteil, dass sie zum einen sehr frühe und noch nicht tastbare Krebserkrankungen aufspüren und darüber hinaus sogenannte Mikroverkalkungen darstellen kann, welche mit Krebsvorstufen einhergehen können.

Der limitierende Faktor der Mammographie ist die Dichte des Gewebes, welche bei jungen Frauen höher ist als bei älteren. Deswegen nimmt die Aussagekraft der Mammographie mit steigendem Alter zu.

Die Quetschung der Brust ist für die Frau unangenehm und kann schmerzhaft sein. Wenn dies bei Ihnen der Fall ist, teilen Sie es deutlich der Assistentin mit, damit diese darauf eingehen kann. Für Sie ist aber wichtig zu wissen, dass die Quetschung der Brust jedoch kein Risiko für die Entstehung von irgendwelchen krankhaften Veränderungen birgt. Angst vor der Röntgenuntersuchung müssen Sie nicht haben: die heutzutage verabreichte Röntgendosis ist bei einer digitalen Mammographie so gering, dass sie nicht ins Gewicht fällt. In modernen Zentren kann neben der klassischen Mammographie (Abb. 3.1) eine Schichtaufnahme der Brust angefertigt werden (Tomosynthese, s. u.).

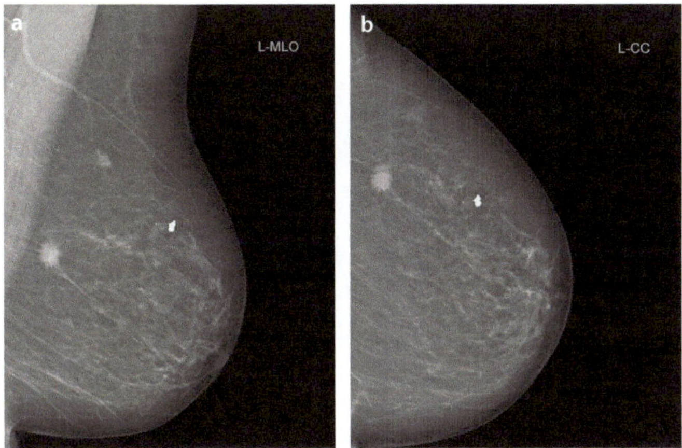

Abb. 3.1   Mammographie. a Mammakarzinom links in der Schrägaufnahme (medio-lateral oblique). **b** Mammakarzinom links in der Aufnahme von oben nach unten (cranio-caudal)

3.3   Der Brustultraschall

Eine Ultraschalluntersuchung der Brust kann eine extrem hilfreiche und für die Mammographie ergänzende Methode sein. Sie kann die Mammographie jedoch auf keinen Fall ersetzen. Die Ultraschalluntersuchung der Brust hat aber gerade dort den entscheidenden Einsatzpunkt, wo die Mammographie in ihrer Aussage reduziert ist: bei der sehr dichten Brust und zur Abklärung der axillären Lymphknoten.

Die Ultraschalluntersuchung hängt in aller Regel von zwei limitierenden Faktoren ab: einer objektiven, nämlich der Gerätequalität und einer subjektiven, nämlich der Übung, Ausbildung und der Kompetenz des Untersuchers. Mit der Ultraschalluntersuchung können nicht nur die Brüste, sondern auch die Lymphknoten der Achselhöhle untersucht werden, ob diese von Tumorzellen befallen sind.

> **Grundsätzlich gilt selbstverständlich, dass sowohl die Mammographie als auch die Ultraschall-Untersuchung von einem auf diesem Gebiet spezialisierten Experten durchgeführt werden sollte.**

Häufig wird gefragt, ob nicht statt einer Mammographie eine Ultraschalluntersuchung durchgeführt werden kann: die Ultraschalluntersuchung kann auf keinen Fall die Mammographie ersetzen, da die Ultraschalluntersuchung eine ganz andere Eigenschaft des Gewebes aufzeigt als die Mammographie. Sie ist als zusätzliche, ergänzende Information zu sehen und nicht als Alternative. Moderne Ultraschallgeräte können die Festigkeit eines Gewebes untersuchen und somit helfen, zwischen gut- und bösartigen Tumoren zu unterscheiden (**Abb. 3.2). Dieses Verfahren nennt sich Elastographie (s. u.).

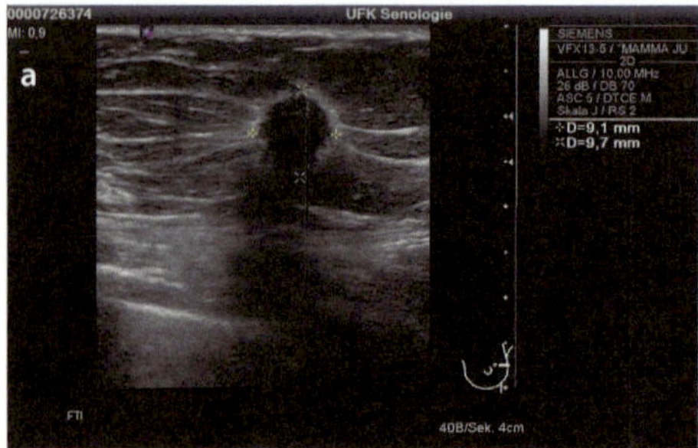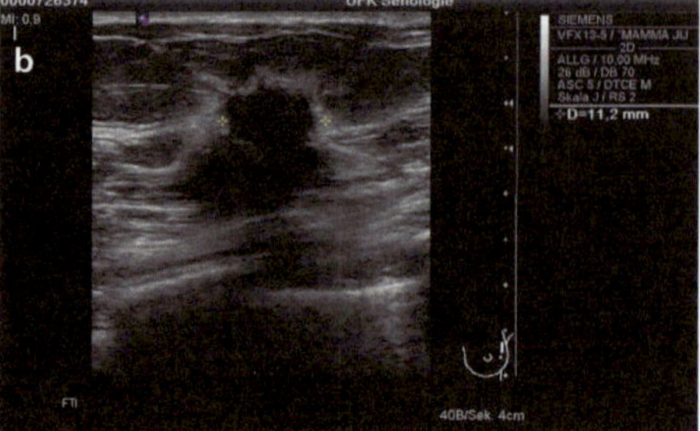

■ **Abb. 3.2**   **Ultraschall. a** Mammakarzinom links von 9 mm. **b** Mammakarzinom links von 11 mm

3.4 **Die Kernspintomographie (Magnetresonanztomographie)**

Die Kernspintomographie kommt dann zum Einsatz, wenn durch die Mammographie und die Ultraschalldiagnostik keine eindeutige Aussage möglich ist oder eine ganz besondere Konstellation vorliegt. Die Kernspintomographie ist kein Verfahren, das an erster Stelle kommt, sondern es wird immer erst an zweiter oder dritter Stelle eingesetzt. Die Aussagekraft der Kernspintomographie ist sehr genau und ist insbesondere dann von großer Bedeutung, wenn die Frage bei einem bereits nachgewiesenen Brustkrebs nach der sogenannten Multizentrität (mehrere Knoten in der Brust) im Raume steht (■ Abb. 3.3).

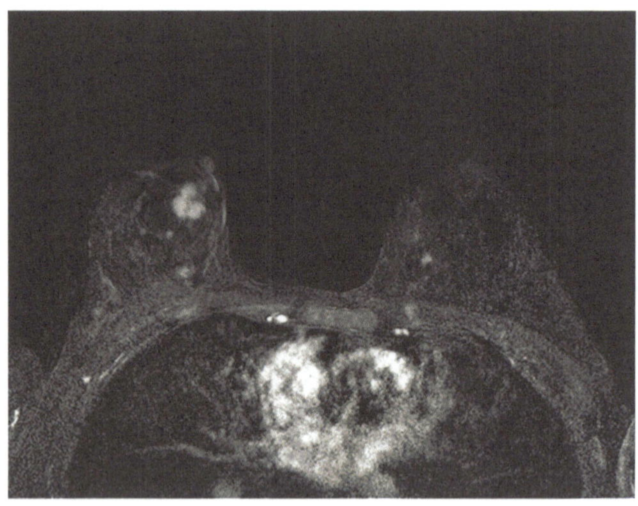

■ **Abb. 3.3**   **MRT.** Mammakarzinom mit drei Herden hinter der Brustwarze

3.4.1 Weitere bildgebende Verfahren

In manchen Spezialzentren werden über den Dreiklang Ultraschall, Mammographie und Kernspintomographie auch weiterführende Untersuchungen angeboten:

Elastographie misst die Festigkeit (Konsistenz) eines Tumors, wobei bösartige Tumoren dichter gepackt und deswegen härter sind.

Tomosynthese ist eine radiologische Untersuchung und gleicht einer Computertomographie einer Brust. Die Brust wird „in Schichten" aufgearbeitet. Insbesondere kleine Tumoren bei dichteren Brüsten können besser dargestellt werden. Zwar ist die Strahlenbelastung etwas höher, die zusätzlich gewonnenen Informationen können jedoch sehr wertvoll sein.

Definitive Abklärung des Knotens

© Prof. Dr. Florian Schütz, Prof. Dr. Christof Sohn 2018
F. Schütz, C. Sohn, *Erste Hilfe bei Brustkrebs,* WissenKompakt Medizin,
https://doi.org/10.1007/978-3-662-55703-7_4

Ob ein mittels Mammographie oder Ultraschall nachgewiesener Tumor gut- oder bösartig ist, kann letztendlich nur durch eine feingewebliche Untersuchung bestimmt werden. Dies geschieht heute nicht mehr wie früher durch eine stationäre Operation, sondern ambulant durch eine sogenannte Stanz- oder Vakuumsaugbiopsie. Das gewonnene Gewebe wird dann vom Pathologen unter dem Mikroskop analysiert. Nach der Biopsie wissen wir nicht nur, ob das entfernte Gewebe gut- oder bösartig war, sondern auch wie aggressiv eine möglicherweise vorhandene Krebserkrankung ist.

> **Mithilfe der Biopsie des Tumors wissen wir, wie wir eine weiterführende Behandlung optimal planen können. Bevor Ihr Arzt eine solche Biopsie durchführt, sollte er Ihnen genau den Grund beschreiben und Sie sorgfältig über diesen kleinen Eingriff aufklären!**

4.1 Die Sicherung per Biopsie (Histologie)

4.1.1 Stanzbiopsie

Bei der Stanzbiopsie (◘ Abb. 4.1) liegen Sie in der Regel bequem auf einer Liege. Die Haut wird desinfiziert und betäubt, sodass die folgende Prozedur nahezu schmerzfrei ablaufen kann. Eine sterile Hülse wird unter Ultraschall- oder mammographischer Kontrolle durch den betäubten Bereich bis kurz vor den abzuklärenden Befund geschoben. Über das Innere der Hülse wird die Stanznadel an den Herd gebracht. Wenn die Stanznadel direkt vor dem Herd liegt, schießt eine Nadel in den Herd hinein

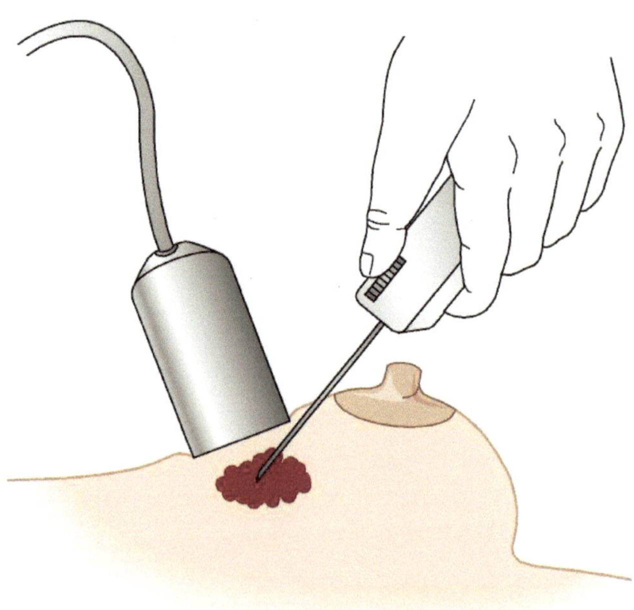

◘ **Abb. 4.1** Skizze einer Stanzbiopsie

und stanzt einen kleinen Gewebszylinder aus diesem heraus. Durch eine Ultraschall-kontrolle wird erneut sichergestellt, dass auch wirklich der Herd getroffen wurde. Diese Prozedur muss mehrere Male wiederholt werden, um sicherzugehen, dass auch wirklich der Befund erfasst wurde. Am Ende des kleinen Eingriffes werden alle Instrumente aus der Haut entfernt und es wird ein Druckverband angelegt, damit kein Bluterguss (Hämatom) entsteht.

Die kleine Gewebeentnahme wird nach entsprechender Aufarbeitung unter dem Mikroskop untersucht. Der Pathologe wird anhand dieser Untersuchung mit absoluter Sicherheit feststellen können, ob ein Befund gut- oder bösartig ist. Ist er gutartig, so sind weitere Maßnahmen in aller Regel nicht notwendig, ist er jedoch bösartig, muss eine entsprechende konsequente Behandlung geplant und eingeleitet werden.

Die häufigste Frage, die bei der Stanzbiopsie gestellt wird, ist, ob durch diese Untersuchung bösartige Zellen in den Körper gestreut werden könnten. Diese Frage ist mit einem absolut sicheren „Nein" zu beantworten! Durch diese Untersuchungs-methode werden keine bösartigen Zellen gestreut. Das wissen wir nicht nur aus zahl-reichen Studien, sondern auch aus der Erfahrung der letzten 30 Jahre, in denen diese Methode täglich eingesetzt wird.

> **Bei der Stanzbiopsie werden keine Krebszellen in den Körper gestreut!**

Der entscheidende Vorteil, wenn durch die Stanzbiopsie nun die sichere Bös- oder Gutartigkeit festgestellt wurde, liegt darin, dass zum einen gutartige Befunde nicht unnötig operiert werden und zum anderen im Fall der Bösartigkeit, dass die Opera-tion deutlich gezielter und besser geplant werden kann als dies früher der Fall war.

Die Stanzbiopsie ist jedoch ein Verfahren, das ein hohes Maß an Geschick und Übung des Durchführenden erfordert. Denn auch kleinste Befunde müssen mit dieser Stanzbiopsie getroffen werden und dann sicher beurteilbar sein. Auch Lymphknoten in der Achselhöhle können mit einer Stanzbiopsie beurteilt werden.

4.1.2 Vakuumbiopsie

> **Mit der Vakuumbiopsie werden vor allem Herde abgeklärt, die bei der Mammographie durch Mikroverkalkungen auffällig wurden.**

Die Frauen liegen in der Regel auf dem Bauch oder sitzen aufrecht vor dem Gerät. Unter mammographischer Kontrolle wird wie bei der Stanzbiopsie unter örtlicher Betäubung eine Nadel in die Brust eingeführt. Diese Spezialnadel unterscheidet sich aber erheblich von der, die bei der Stanzbiopsie verwendet wird. Die Vakuumnadel hat ein Loch, welches genau unter den abzuklärenden Herd geschoben wird. Dann wird mittels eines Vakuums das darüber liegende Gewebe in das Loch gesogen. Ein rotie-rendes Messer schneidet das Gewebe ab, sodass ein Gewebszylinder aus dem Brust-gewebe geschnitten wird, der nach außen gesaugt wird. Diese Prozedur wird so lange wiederholt, bis keine Verkalkungen mehr zu finden sind. Der Pathologe untersucht nun die Gewebszylinder und stellt fest, ob eine Bösartigkeit vorliegt. Stellt er eine sol-che fest, muss aber auf jeden Fall operiert werden, da man nicht sicher sein kann, ob die bei einer Brustkrebsoperation einzuhaltenden Sicherheitsabstände in der Brust eingehalten worden sind. Auch bei der Vakuumbiopsie wird ein Druckverband zur Vermeidung eines Hämatoms angelegt.

4.2 Wie sicher ist nun die Diagnose?

Um die Diagnose abzusichern wird durch den Diagnostiker und den Pathologen immer ein Abgleich zwischen den bildgebenden Verfahren und dem feingeweblichen Untersuchungsergebnis herbeigeführt. Dies bedeutet Folgendes im Praktischen: Wenn beispielsweise in der Mammographie mit hoher Wahrscheinlichkeit ein bösartiger Befund vermutet wird und die Stanzbiopsie lediglich unauffälliges Brustdrüsengewebe ergibt, so muss ausgeschlossen werden, dass die Stanzbiopsie den Befund nicht getroffen hat. Oder wenn beispielsweise die Mammographie oder der Ultraschall einen gutartigen Befund, z. B. ein Fibroadenom, vermuten lässt und die Stanzbiopsie lediglich unauffälliges Brustdrüsengewebe ergibt, so muss auch in diesem Fall vermutet werden, dass die Stanzbiopsie den Befund nicht getroffen hat. Aus diesem Grunde ist es sehr wichtig, dass eine entsprechende Qualitätskontrolle nach jeder Stanzbiopsie durchgeführt wird. D. h. der Pathologe und der Arzt, der die Stanzbiopsie durchgeführt hat, schließen sich kurz und besprechen die Plausibilität ihrer Untersuchungsergebnisse. Erst wenn diese deckungsgleich sind, darf von einer sicheren Diagnose ausgegangen werden.

Dies ist ein enormer organisatorischer und logistischer Aufwand, der in aller Regel lediglich an zertifizierten Brustzentren gewährleistet werden kann. Diese Beispiele zeigen wie bedeutungsvoll es ist, an entsprechend qualifizierten Zentren untersucht und behandelt zu werden.

4.3 Das pathologische Ergebnis der Stanzbiopsie

Bei den bösartigen (malignen) Veränderungen der Brust, dem sogenannten Brustkrebs, unterscheidet man die Krebsvorstufen von den invasiven Karzinomen. Die beiden Krebsarten können in aller Regel von einem Pathologen unter dem Mikroskop erkannt werden (◘ Abb. 4.2).

4.3.1 Krebsvorstufen oder In-situ-Karzinome

Die sogenannten Krebsvorstufen sind das „Ductale Carcinoma in situ (DCIS)" und das „Lobulare Carcinoma in situ (LCIS)". *„Ductal"* heißt, dass der Krebs von den Milchgängen ausgeht, während *lobular* bedeutet, dass der Krebs von den Milchdrüsenläppchen ausgeht. Der Begriff „in situ" beschreibt, dass die Grenzen des Brustgewebes, d. h. die Milchgänge oder die Milchläppchen, noch nicht überschritten sind. Die In-situ-Karzinome sind also an Ort und Stelle bösartig, können aber nicht streuen (metastasieren) und bedrohen somit nicht unmittelbar das Leben der Betroffenen. In-situ-Karzinome sind durch lokale Maßnahmen, d. h. durch ein Entfernen mit ausreichendem Sicherheitsabstand und gegebenenfalls durch die anschließende

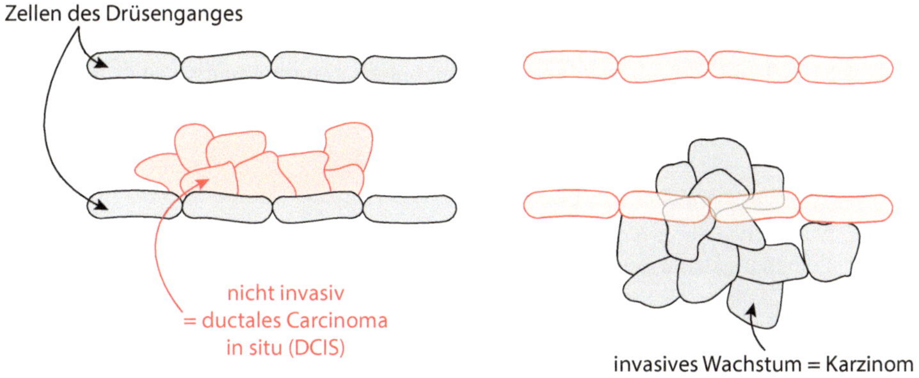

Abb. 4.2 Schematische Darstellung des histologischen Unterschieds zwischen Krebsvorstufen und invasiven Brustkrebs

Bestrahlung, heilbar. Eine Entfernung der Brust kann im Einzelfall leider auch beim In-situ-Karzinom notwendig werden, um eine ausreichende Sicherheit zum gesunden Gewebe hin zu gewinnen.

In-situ-Karzinome

- Natürliche Grenzen der Brust sind nicht überschritten (örtlich begrenzt)
- Sind durch lokale Behandlungen (Operation, Bestrahlung) alleine heilbar

Grundsätzlich gilt, dass ein In-situ-Karzinom in ein invasives Karzinom übergehen kann und sogar in aller Regel übergehen wird, wenn man nichts unternimmt. Es ist also extrem wichtig, gerade die In-situ-Krebsvorstufen frühzeitig zu diagnostizieren und zu behandeln, bevor ein invasives Karzinom entsteht.

Ein In-situ-Karzinom (Krebsvorstufe) ist einfacher zu HEILEN als ein invasives Karzinom!

4.3.2 Der invasive Brustkrebs

Der invasive Brustkrebs stellt sich hingegen anders dar. Er ist in einen invasiv duktalen und einen invasiv lobulären Brustkrebs (und einige wenige andere Tumorsubtypen, die aber verschwindend selten vorkommen) zu unterteilen. Der invasive Brustkrebs hat die Gewebsgrenzen der Brust, d. h. die Drüsengänge und die Drüsenläppchen bereits überschritten und wächst infiltrierend (= sich hineinfressend) in das Gewebe hinein. Doch der invasive Brustkrebs ist häufig nicht nur auf die Brust beschränkt. Er kann in andere Teile des Körpers streuen. Über den Blutweg kann er kleinste Tochtergeschwulste in die Knochen, die Leber oder die Lunge setzen. Über die Lymphbahnen können die Lymphknoten der Achselhöhle und im Rest des Körpers befallen werden. Aus einer örtlichen Erkrankung der Brust wird so eine Erkrankung, die den gesamten Körper betrifft.

Daher ist oft neben der lokalen Therapie (Operation der Brust und Bestrahlung) eine sogenannte systemische medikamentöse Therapie notwendig. Nur Medikamente können sich über das Blut überall im Körper verteilen und erreichen so auch Brustkrebszellen, die in den Knochen, die Lunge oder die Leber gestreut haben könnten.

> **Invasives Karzinom**
> - Natürliche Grenzen der Brust sind überschritten
> - Erkrankung kann den gesamten Körper betreffen
> - Zusätzlich zur OP und Bestrahlung muss in der Regel eine medikamentöse Therapie folgen, die den gesamten Körper berücksichtigt
> - Die Erkrankung ist leider trotz modernsten Behandlungen manchmal nicht heilbar

Der entscheidende therapeutische Unterschied zwischen des in-situ- und des invasiven Karzinoms ist also die Ausweitung der lokalen Therapie auf eine Therapie für den ganzen Körper.

Der Pathologe kann des Weiteren auch abschätzen, aus welchem Gewebe die Krebszellen entstanden sind: Milchgänge (duktaler Brustkrebs), Milchläppchen (lobulärer Brustkrebs), Drüsen (apokrin oder muzinös).

4.3.3 Weiterführende pathologische Untersuchungen

Neben der Beurteilung der Frage, ob ein Knoten gut- oder bösartig ist, kann der Pathologe bei Brustkrebserkrankungen an den Tumorzellen beurteilen, wie aggressiv diese sind. Hierzu können folgende pathologische Parameter aus dem gestanzten Gewebe beurteilt werden:

> **Diese vier Komponenten beschreiben maßgeblich die Tumorbiologie!**
> - Grading (Unterschiede der Krebszelle gegenüber der gesunden Ursprungszelle)
> - Proliferationsfaktoren (z. B. Ki67, welches die Teilungsrate misst)
> - Hormonrezeptoren für Östrogene und Progesteron (zur Beurteilung, ob die Tumorzellen hormonabhängig wachsen; die Rezeptoren werden im Zellkern immunhistochemisch nachgewiesen)
> - Menschlicher Wachstumsfaktorrezeptor-2 (HER2, der eine höhere Aggressivität aufzeigt. Der Rezeptor wird auf der Tumorzelloberfläche immunhistochemisch oder die RNA-Abschnitte in der Zelle per in-situ Hybridisierung nachgewiesen.)

4.3.4 Genexpressionsprofile

Moderne Institute beurteilen die Tumorbiologie nicht mehr alleine anhand der immunhistochemischen Untersuchungen, sondern anhand von Genexpressionsprofilen. Mehrere dieser Profile sind auf dem Markt erhältlich. Alle bieten Vor- und Nachteile; ein allgemeingültiger Standard oder eine Empfehlung einer Fachgesellschaft existiert leider nicht. Ihr Brustzentrum sollte sich mit diesen Genexpressionsprofilen auseinandergesetzt haben und Ihnen erklären können, wann welcher Test warum eingesetzt wird oder warum nicht.

Insgesamt sollen die Genexpressionstests helfen, zu beurteilen, ob eine Chemotherapie von Vorteil für eine Patientinnen sein kann, indem sie helfen, die Prognose besser zu berechnen, wenn die althergebrachten Untersuchungen nicht weiterkommen.

Falls Sie sich informiert haben und einen bestimmten Test durchführen lassen wollen (unter Umständen auf eigene Kosten), sollten Sie Ihren behandelnden Arzt diesbezüglich ansprechen und sich seine Argumente für und gegen diese Untersuchung in Ruhe anhören. Die Genexpressionsprofile können in Einzelfällen helfen, aber auch Verwirrung stiften.

4.4 Wie lange habe ich den Krebs schon in mir?

Alle uns bekannten Untersuchungen gehen bei Brustkrebs von einer Entstehungszeit von 5 bis 10 Jahren aus. Das heißt, dass eine lange Zeit von der ersten Krebszelle bis zum tastbaren Knoten vergeht. Viele Menschen erschrecken, wenn sie erfahren, dass ihr kleiner Tumor, der die Größe der Nachweisgrenze von 5 bis 10 mm erreicht hat, schon mehrere Jahre in ihnen gewachsen sein muss. Selbstverständlich gibt es unterschiedlich schnell wachsende Brustkrebsarten. Die sehr gut differenzierten Krebsarten (= hohe Ähnlichkeit der Krebszelle mit der Brustzelle aus der sie entstanden ist) wachsen langsamer, die sogenannten schlecht differenzierten Krebsarten (= geringe Ähnlichkeit der Krebszelle mit der Brustzelle aus der sie entstanden ist) wachsen hingegen deutlich schneller. Trotzdem gilt, dass auch die sehr schnell wachsenden Krebsarten mehrere Jahre benötigen, um die kritische Grenze des Nachweises zu erreichen.

Viele Frauen berichten ihren Ärztinnen bzw. Ärzten, dass sie einen Tumor in ihrer Brust ertastet haben. Häufig versuchen diese Frauen einen Zusammenhang mit einem bestimmten Ereignis herzuleiten, das bereits mehrere Monate zurückliegt. Sie erzählen z. B. dass ein Schlag auf die Brust genau auf diese Stelle erfolgte. Auch wird häufig die Frage gestellt, ob denn ein seelisches Trauma, eine seelische Verletzung vor einigen Monaten oder einem Jahr diesen Brustkrebs hätte auslösen können. Aufgrund der oben erwähnten langen Wachstumsphase des Tumors ist jeder einzelne dieser aufgeführten Zusammenhänge als sehr unwahrscheinlich einzustufen.

Die Tumorkonferenz

Wenn die Diagnose Brustkrebs gestellt ist und das Ausmaß der Erkrankung der Brust untersucht wurde, muss die weiterführende Therapie durch ein Expertenteam in einer Tumorkonferenz festgelegt werden.

Ein Expertenteam besteht aus dem
- Diagnostischen Radiologen, welcher die bildgebende Diagnostik präsentiert
- Pathologen, welcher die feingewebliche (histologische) Untersuchung sowie die Beurteilung der Tumorbiologie darstellt
- Operativen Gynäkologen, welcher die Möglichkeit der Operation bewerten muss
- Medikamentösen Systemtherapeut, welcher beurteilen muss, ob und wie eine medikamentöse Therapie indiziert werden muss
- Strahlentherapeut, welcher die Notwendigkeit einer Strahlentherapie festlegt

Oft sind weitere Berufsgruppen an den Tumorboards beratend beteiligt: Psychoonkologen, Mitarbeiter des Sozialdiensts, Breast Care Nurse, Physiotherapeuten.

Eine moderne Brustkrebstherapie wägt die verschiedenen Vor- und Nachteile der einzelnen Therapieoptionen gegeneinander ab und setzt sie in die optimale zeitliche Reihenfolge. Dabei müssen die Experten die Grundvoraussetzungen, welche eine Patientin mitbringt, berücksichtigen: Allgemein- und Leistungszustand, frühere und weitere Erkrankungen, psychische Verfassung, etc.

Eine Tumorkonferenz sollte ein Gesamtkonzept bearbeiten, wie der Tumor optimal behandelt werden kann. Hierfür wird zunächst der Diagnostiker die Befunde bezüglich der Lage und Größe des Tumors vorstellen. Des Weiteren gibt er die wichtige Information, ob Lymphknoten befallen zu sein scheinen oder nicht. Im Weiteren wird der Pathologe die feingewebliche Untersuchung und die oben genannten weiterführenden immunhistochemischen Analysen oder Genexpressionsprofile vorstellen. Aus diesen beiden Informationen (Tumorausdehnung und Tumorbiologie) können die weiterbehandelnden Disziplinen ihr therapeutisches Konzept festlegen (Operateur, Strahlentherapeut, Systemtherapeut). Dieses therapeutische Konzept soll nicht nur der Verbesserung der Prognose dienen (obwohl das natürlich das primäre Ziel ist), sondern auch weitere Interessen berücksichtigen: kosmetische Aspekte für die Operation, genetische Aspekte (Familienanamnese), Alter der Patientin, Nebendiagnosen, Vortherapien. Die Tumorkonferenz sollte zunächst nicht die Wünsche der Patientin berücksichtigen, da immer aus medizinischer Sicht eine optimale Therapie empfohlen werden sollte.

Diese Therapie sollte mitsamt ihrer Vor- und Nachteile der Patientin ausführlich erklärt werden, bis keine Fragen mehr bestehen. Falls sich die Patientin dann gegen den vorgeschlagenen Behandlungsweg entscheidet, ist das ihr gutes Recht. Sie sollte dies jedoch auf der Basis von allen zur Verfügung stehenden Informationen tun.

Früher wurde eine Tumorkonferenz erst nach der Durchführung der Operation einberufen, um die weiterführende Therapie zu besprechen. Heutzutage sollte aber auf der Basis der bereits vorliegenden Informationen der Stanzbiopsie eine Tumorkonferenz zu Beginn der Behandlung (also vor der Operation) durchgeführt werden, um ein Gesamtkonzept zu erarbeiten, welches nicht mehr die Operation an den Anfang stellt, sondern alternativ auch die medikamentöse Therapie oder sogar die Strahlentherapie als primäre Behandlung zulässt. Zunächst eine medikamentöse Behandlung durchzuführen und nicht gleich den Tumor aus der Brust zu entfernen hat mehrere Vorteile: Man kann die Wirkung der Medikamente direkt am Schrumpfen des Tumors feststellen, sodass keine Medikamente unnötig gegeben werden. Insbesondere bei Chemotherapien, welche auch potenziell schädigende Wirkungen haben, macht dieses Vorgehen Sinn. Schneidet man den Tumor zunächst aus der Brust heraus, hat man sich die Möglichkeit genommen, die Wirkung von medikamentösen Therapien beurteilen zu können.

Wie informiere ich mich über meine Erkrankung?

© Prof. Dr. Florian Schütz, Prof. Dr. Christof Sohn 2018
F. Schütz, C. Sohn, *Erste Hilfe bei Brustkrebs,* WissenKompakt Medizin,
https://doi.org/10.1007/978-3-662-55703-7_6

Zunächst steht Ihnen Ihr behandelnder Arzt oder Ärztin jederzeit mit Rat und Tat zur Seite. Es mag aber Fragen geben, die er nicht beantworten kann oder mit denen Sie ihn nicht belästigen wollen. Vielleicht wollen Sie sich auch selbst einen umfassenden Überblick über das Thema verschaffen.

> **Viele Verlage bieten tiefer gehende Fachliteratur an. Schauen Sie sich das Angebot an! Weitere kompetente Informationen finden Sie in den blauen Ratgebern der Deutschen Krebshilfe e. V. oder in den Patientenempfehlungen der „Arbeitsgemeinschaft für Gynäkologische Onkologie -Mamma". (▶ www. krebshilfe.de, ▶ www.ago-online.de/de/fuer-patienten/patientenratgeber/)**

Alle Krebspatienten finden im deutschsprachigen Raum einen unabhängigen kompetenten Ansprechpartner zu allen Fragen rund um das Thema Krebs in dem **Krebsinformationsdienst (KID) des Deutschen Krebsforschungszentrums** in Heidelberg. Dem KID können Sie täglich bundesweit kostenlos unter der Telefonnummer 0800-4203040 oder krebsinformationsdienst@dkfz.de erreichen. Neben allgemeinen Fragen zu Ihrer Krebserkrankung können fundierte Antworten zu unterstützenden Behandlungen, zu komplementären therapeutischen Maßnahmen und den klassischen onkologischen Behandlungsformen gegeben werden. Natürlich kann ein Telefonat oder eine digitale Kommunikation mit dem Krebsinformationsdienst keine ärztliche Beratung ersetzen. Des Weiteren können die Mitarbeiter des Krebsinformationsdienstes keine Empfehlungen zu bestimmten onkologischen Therapieformen (z. B. Indikation zur Chemotherapie oder Bestrahlung) abgeben. Dies ist die Aufgabe eines onkologisch versierten behandelnden Arztes.

Sie können auch andere Betroffene um Rat fragen. Viele Brustkrebspatientinnen haben sich zu Selbsthilfegruppen zusammengeschlossen, die lokal, regional oder auch national organisiert sein können (▶ Abschn. 13.1 „Selbsthilfegruppen"). Einige dieser Patientinnen habe auch interessante Informationsbroschüren oder Zeitschriften herausgebrach (z. B. MammaMia (▶ www.mammamia-online.de)).

Die verschiedenen Behandlungsmöglichkeiten von Brustkrebs

Konkret stehen als Behandlungsmöglichkeiten neben der Operation die Strahlentherapie und die medikamentöse Systemtherapie zur Verfügung. Operation und Strahlentherapie sind lokale Maßnahmen, welche nur an der Brust wirken und den Ursprungsherd der Brustkrebserkrankung behandeln. Da, wie oben bereits erwähnt, die wirkliche Gefahr bei Brustkrebs von den Mikrometastasen ausgeht, die möglicherweise im Körper vorhanden sind, kommt der Systemtherapie eine besondere Bedeutung zu. Nur durch die konsequente Durchführung der Systemtherapie konnten in den letzten Jahrzehnten viel mehr Frauen von Brustkrebs geheilt werden als früher (■ Abb. 7.1).

> **Lokale Therapien (Operation und Strahlentherapie) behandeln die Brust und die Lymphabflußwege der Region. Sie verhindern ein Lokalrezidiv. Systemische (medikamentöse) Therapien behandeln den gesamten Körper, um Tochtergeschwulste (Metastasen) und Lokalrezidive zu verhindern.**

Die klassische Reihenfolge „Erst die Operation, dann die Bestrahlung und/oder eine medikamentöse Therapie" besteht schon seit vielen Jahren nicht mehr. Häufig wird heutzutage ein Teil der Systemtherapie vor die Operation gesetzt, um den Tumor zu verkleinern. Zum einen kann dadurch festgestellt werden, ob die Systemtherapie überhaupt eine optimale Wirkung hat, da man dem Tumor beim Schrumpfen zusehen kann. Zum anderen kann dadurch möglicherweise eine brusterhaltende Operation möglich sein, wo vorher eine Brustentfernung hätte durchgeführt werden müssen. Des Weiteren stellen wir immer wieder fest, dass Chemotherapien, die vor einer Operation gegeben werden, besser vertragen werden als nach der Operation, da die Patientinnen die Wirkung der Chemotherapie direkt am Knoten in der Brust miterleben können. Sie fühlen also, dass sich die Mühen der Chemotherapie lohnen.

Im Weiteren sollen die verschiedenen Behandlungsmöglichkeiten von Brustkrebs im Einzelnen besprochen werden.

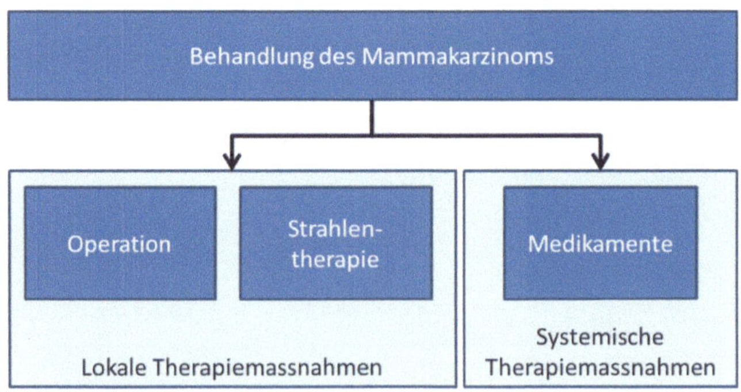

■ **Abb. 7.1**   Behandlung des Mammakarzinoms

7.1 Die Operation

Die operative Entfernung eines Tumors ist ein essenzieller Bestandteil jeder Brustkrebstherapie. Früher hat man den tastbaren Knoten zunächst so schnell wie möglich aus der Brust geschnitten und erst danach überlegt, was man noch gegen die Erkrankung unternehmen kann. Heutzutage analysiert man zunächst die Erkrankung und entscheidet dann im interdisziplinären Team der Experten über das weitere Vorgehen. Eine Operation ist aber immer teil dieses Vorgehens – früher oder später.

Bis in die 70er Jahre wurde regelhaft die Brust entfernt, wenn eine Brustkrebserkrankung diagnostiziert wurde. Studien aus den 70er/80er Jahren aus Europa und den Vereinigten Staaten von Amerika konnten dann beweisen werden, dass das Konzept „brusterhaltende Operation mit anschließender Strahlentherapie" keinen Nachteil bezüglich des Gesamtüberlebens bringt im Vergleich zu einer Brustentfernung. Warum also die gesamte Brust entfernen? Es folgte in den Jahrzehnten danach ein nahezu verkrampfter Umgang mit diesem Thema. Die brusterhaltende Therapierate wurde sogar als Qualitätsparameter benutzt, um schwarze Schafe bei den Operateuren zu finden, ohne zu berücksichtigen, mit welchen Tumorstadien oder Wünschen die Patientinnen behandelt wurden.

Die alten Studien müssen neu und wertfrei interpretiert werden. Die Beobachtung, dass eine Brustentfernung KEINEN Überlebensvorteil schafft ist nach wie vor richtig. ABER: Die Lokalrezidivrate an der operierten Brust ist bei brusterhaltend operierten Frauen trotz der Nachbestrahlung höher als bei Frauen, denen die Brust entfernt wurde. Das heißt, nach brusterhaltenden Operationen kommt die Krebserkrankung zwar selten aber dennoch etwas häufiger wieder als bei Frauen nach Brustentfernungen. Dabei ist die Rezidivrate für jedes Jahr relativ konstant bei 0,3–0,5 %. Junge Frauen haben dementsprechend ein höheres Lebenszeitrisiko für ein Lokalrezidiv als ältere Frauen. Des Weiteren spielen auch noch das Tumorstadium und die Tumorbiologie als Risikofaktoren eine wesentliche Rolle. Betroffene Frauen sollten dies wissen, um im Gespräch mit ihrem behandelnden Arzt die Art der Operation festlegen zu können.

Brusterhaltende Operation

© Prof. Dr. Florian Schütz, Prof. Dr. Christof Sohn 2018
F. Schütz, C. Sohn, *Erste Hilfe bei Brustkrebs*, WissenKompakt Medizin,
https://doi.org/10.1007/978-3-662-55703-7_8

Bei 70 bis 80 % der Patientinnen kann eine brusterhaltende Operation mit anschließender Bestrahlung durchgeführt werden. Gleichzeitig bedeutet dies aber auch, dass bei 20 bis 30 % der Patientinnen weiterhin eine Brustentfernung notwendig ist.

Brustdiagnostiker und Operateure müssen mehrere Faktoren in Betracht ziehen, um entscheiden zu können, ob eine brusterhaltende Therapie möglich ist oder eine Brustentfernung notwendig erscheint.

8.1 Die Relation zwischen Tumorgröße und Brustgröße

In Zeiten des Mammographie-Screening-Programms werden immer mehr kleine Tumoren gefunden, sodass auch bei kleinen Brüsten brusterhaltende Operationen möglich sind. Nur noch selten stellen sich Frauen mit selbst getasteten großen Knoten in der Brust oder sogar Brustkrebserkrankungen, welche die Haut bereits durchbrochen haben, vor. Es gilt die grobe Regel, dass ein Brustdrüsenverlust von ca. einem Quadranten (ein Viertel der Brust) entfernt werden kann und immer noch ein ästhetisch-kosmetisch ansprechendes Ergebnis daraus entspringt.

Der Wunsch nach einer brusterhaltenden Operation ist vor allem der Wunsch nach einem kosmetisch-ästhetisch ansprechenden Ergebnis, nach einer möglichst geringen Invasivität des operativen Eingriffes und nach einer möglichst großen Unversehrtheit des eigenen Körperbildes.

8.2 Das Ausmaß des duktalen Carcinoma in situ (Krebsvorstufe)

Durch das Mammographie-Screening-Programm werden auch immer mehr Krebsvorstufen durch Mikroverkalkungen oder Architekturstörungen in der Mammographie gefunden. Auch bei denjenigen Patientinnen, bei denen sich aus der Brustkrebsvorstufe heraus bereits eine Brustkrebserkrankung herausgebildet hat, bestimmt das Ausmaß der Brustkrebsvorstufe das Ausmaß der Operation. Insgesamt kann also festgehalten werden, dass eine komplette operative Sanierung der Brustkrebsvorstufe anzustreben ist. Brustkrebsvorstufen wachsen, wie oben bereits dargestellt, in den Milchgängen und können weder ertastet noch mit dem bloßen Auge gesehen werden. Sie sind eine mikroskopische Diagnose! Dieses Wachstumsmuster führt dazu, dass die Brustkrebsvorstufen bei ihrer Diagnose häufig bereits so ausgedehnt sind, dass eine brusterhaltende Operation oftmals nicht möglich erscheint. Wiederum gilt, dass bei einem Befall bis zu einem Viertel der Brust (Quadrant) eine brusterhaltende Therapie möglich ist. Darüber hinaus kann kein kosmetisch-ästhetisch ansprechendes Ergebnis mehr erzielt werden, sodass eine brusterhaltende Therapie nicht anzustreben ist. Leider wird das wahre Ausmaß der Brustkrebsvorstufe oftmals nicht durch die Mammographie dargestellt. Das DCIS stellt sich dann in der bei einer brusterhaltenden Therapie entnommenen Gewebsprobe größer dar, als zuvor vermutet. In diesen Fällen muss nach einer brusterhaltenden Therapie die Empfehlung gegeben werden, bei einer weiteren Operation eine Brustentfernung in einem zweiten Schritt durchzuführen.

Natürlich ist der Wunsch, den Tumor schnellstmöglich loszuwerden mehr als verständlich. Doch Sie haben Zeit! Bedenken Sie, dass der Tumor nicht erst seit wenigen Tagen in Ihrer Brust weilt, sondern die erste Krebszelle wahrscheinlich bereits vor mehreren Jahren entstanden ist. Die Entstehungszeit von Brustkrebstumoren wird mit etwa 5 bis 7 Jahren berechnet. Dieses Wissen lässt Sie sicherlich nicht besser schlafen, aber es zeigt Ihnen, dass keine übertriebene Eile geboten ist. Viel intelligenter ist es nun, sich die Zeit zu nehmen, sich das richtige Zentrum zur Behandlung auszusuchen, die Therapie mit den Experten genau zu planen und die Eckpfeiler der weiteren Behandlung Ihrer Krebserkrankung festzulegen.

Ziel einer jeden Brustoperation zur Entfernung eines bösartigen Tumors oder dessen Vorstufen ist es, das kranke Gewebe mit einem bestimmten Sicherheitsabstand zum gesunden Gewebe hin vollständig aus der Brust zu entfernen.

8.3 Die Anzahl der Tumorherde innerhalb einer Brust

Bei mehreren Tumorherden innerhalb eines Quadranten der Brust (multifokale Tumoren) kann eine brusterhaltende Operation angestrebt werden (◘ Abb. 8.1). Bei der Ausbildung von mehreren Tumorherden in verschiedenen Quadranten wird klassischerweise eine Brustdrüsenentfernung empfohlen (multizentrische Tumoren). Allerdings kann in einzelnen Fällen von dieser Regel abgesehen werden.

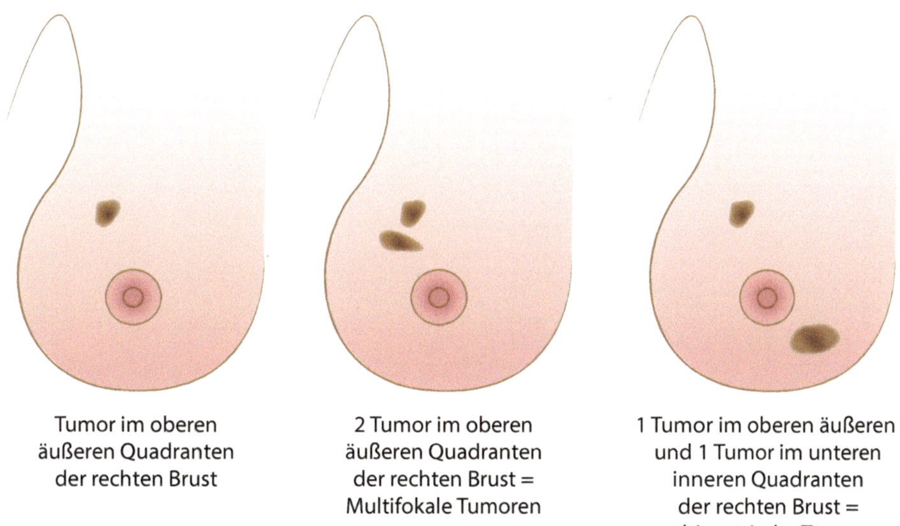

◘ **Abb. 8.1a–c** Schematische Darstellung der Lage eines (**a**) oder mehrerer Tumoren (**b** und **c**) sowie des Unterschieds zwischen multifokalem (**b**) und multizentrischem (**c**) Befall

Segmentresektion

© Prof. Dr. Florian Schütz, Prof. Dr. Christof Sohn 2018
F. Schütz, C. Sohn, *Erste Hilfe bei Brustkrebs,* WissenKompakt Medizin,
https://doi.org/10.1007/978-3-662-55703-7_9

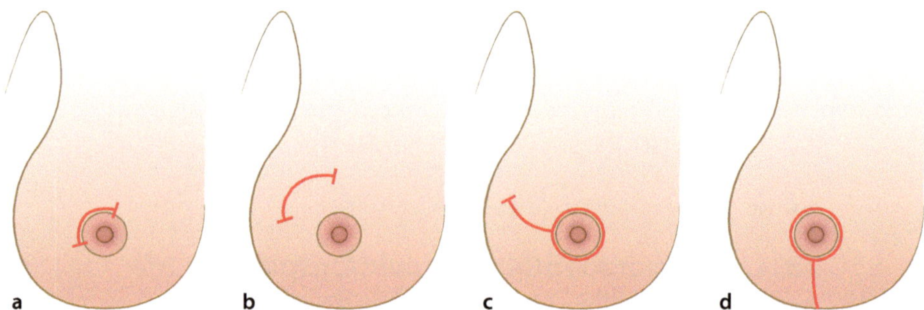

◘ Abb. 9.1a–d   Schematische Darstellung möglicher Schnittführungen für brusterhaltende Operationen. Mammillenrandschnitt (**a**), Bogenschnitt (**b**), Donut- mit Hockeyschnitt (**c**), inverser T-Schnitt (**d**)

Bei der Segmentresektion wird das gesamte befallene Läppchen mitsamt den Milchgängen bis hin zur Brustwarze unter Mitnahme des Tumors und eines Teils der Faszie des großen Brustmuskels entfernt. Die Schnittführung kann als bogenförmiger Schnitt, Radiärschnitt oder als Brustwarzenrandschnitt erfolgen (◘ Abb. 9.1). Gegebenenfalls muss oder kann bei dieser Operation eine Verkleinerung der Brust mit einem Lifting durchgeführt werden. Spezielle Operationstechniken (Rotationslappen, Mastopexie) führen dazu, dass die Form der Brust nicht verändert wird und auch die Brustgröße kaum geringer erscheint. Dies hängt natürlich sehr von dem Verhältnis Tumor zu Brustgröße ab.

9.1   Zentrale Segmentresektion

Bei Tumoren direkt hinter der Brustwarze kann es notwendig werden, dieselbe zu entfernen. Dann wird über eine spindelförmige Schnittführung die Brustwarze entfernt. Zurück bleibt eine Narbe von ca. 1 bis 6 cm.

9.2   Quadrantenresektion

Bei größeren Tumoren kann bis zu einem Viertel der Brust entfernt werden. Hierbei wird es meist notwendig, den Hautmantel der Brust zu verkleinern um den Gewebedefekt kaschieren zu können. Die Operationstechnik umfasst hierbei meistens einen Schnitt um die Brustwarze und einen radiären Ausläufer zur Achselhöhle hin.

9.3   Tumoradaptierte Reduktionsplastik

Bei großen Brüsten kann eine Reduktionsplastik der Brust unter Mitnahme des Tumors durchgeführt werden. Hierbei ist eine spätere Angleichung der Gegenseite in den allermeisten Fällen notwendig, da ansonsten ein Ungleichgewicht bestünde.

9.4 Schnittführungen

Die folgenden Schnittführungen können bei Brustkrebsoperationen angewendet werden. In der Regel wird so geschnitten, dass die Narben möglichst wenig auffallen. Dies ist insbesondere bei Schnitten im Rand der Brustwarze (■ Abb. 9.1a periareoläre Schnittführung) oder am seitlichen oder unteren Rand der Brust der Fall. Diese Schnittführungen können aber nicht immer sinnvoll sein, sodass auf der Brust geschnitten werden muss (■ Abb. 9.1b bogenförmige Schnittführung). Insbesondere bei der Resektion von größeren Gewebeteilen und bei geplanter intraoperativer Bestrahlung müssen spezielle Schnittführungen gewählt werden (■ Abb. 9.1c und d tumoradaptierte Reduktionsplastik). Fragen Sie Ihren Operateur nach der optimalen Schnittführung!

9.5 Mastektomie

Die Amputation der Brust stellt natürlich den ausgedehntesten und am meisten invasiven Eingriff der Brustchirurgie dar. Jedoch hat sich bei den Operationstechniken in den letzten Jahren viel getan. Die Schnittführung passt sich dem Grad der notwendigen Entfernung der Brustdrüse an.

9.5.1 Modifizierte radikale Mastektomie (Brustamputation)

Je nach Ausdehnung des Tumors oder der Tumoren wird ein mehr oder weniger spindelförmiger Schnitt angelegt, der etwa 2 bis 5 cm von der Mittellinie entfernt beginnt und in der vorderen Axillarlinie endet. Die Brustdrüse wird mitsamt der Brustwarze und der angrenzenden Haut sowie mit der Faszie des Brustmuskels entfernt. Zurück bleibt eine glatte Brust wie bei einem Mann und eine ca. 10 bis 15 cm lange Narbe, die waagerecht bis leicht schräg in die Achselhöhle verlaufen kann.

9.5.2 Hautsparende Mastektomie

Der Schnitt wird rautenförmig um die Brustwarze herumgeführt, sodass von hier aus die Brustdrüse von der Haut gelöst werden kann und mitsamt der Faszie des großen Brustmuskels entfernt werden kann. Zurück bleibt eine leere Hülle der Haut, welche direkt oder zu einem späteren Zeitpunkt gefüllt werden kann. Dies sollte auch tatsächlich durchgeführt werden, da Einlageprothesen in den BH sich sehr unangenehm auf der gewellten Haut anfühlen, wenn kein direkter Brustwiederaufbau durchgeführt worden war. Gegebenenfalls kann nach hautsparender Brustdrüsenentfernung ein Provisorium eingelegt werden (Silikonimplantat), sodass direkt nach der Operation weiterhin eine Brust besteht. Dann kann der definitive Brustdrüsenwiederaufbau durchgeführt werden, wenn alle onkologischen Therapien (z. B. Bestrahlung) abgeschlossen sind.

9.5.3 Nippelsparende Mastektomie

Der Unterschied zur hautsparenden Mastektomie besteht darin, dass die Brustwarze erhalten bleibt. Dies kann nur unter besonderen Umständen empfohlen werden (Abstand des Tumors oder des DCIS von der Brustwarze). Die Narbe verläuft dann ober- oder unterhalb der Brustwarze über ca. 6 bis 10 cm.

9.6 Entfernung von axillären Lymphknoten (axilläre Lymphonodektomie, Sentinel-Lymphonodektomie)

Zur Ermittlung der individuellen Risikokonstellationen wird seit vielen Jahrzehnten die Beurteilung der Achselhöhlenlymphknoten durchgeführt. Bildgebende Verfahren können leider bis heute nicht den Blick unter das Mikroskop ersetzen. Deswegen muss ein Teil der Lymphknoten entfernt werden, was über einen separaten Schnitt oder über die Schnittführung an der Brust geschieht.

Wenn Lymphknoten befallen sind, so steigt das Risiko für die Entwicklung von Metastasen in anderen Organen und die Prognose wird schlechter. Jedoch ist hier in den letzten Jahren ein Trend zur geringeren Radikalität zu verzeichnen. Bei der sogenannten Wächterlymphknotenoperation wird nur derjenige Lymphknoten entfernt, welcher direkt nach dem Tumor geschaltet ist. Dieser wird durch ein Kontrastmittel (radioaktiv und/oder Farblösung) eindeutig identifiziert. Wenn er frei von Tumorzellen ist, steht er repräsentativ für sämtliche Lymphknoten der Achselhöhle, sodass dann auf eine weiterführende axilläre Lymphonodektomie verzichtet wird, bei der ca. 10 bis 20 Lymphknoten aus der Achselhöhle entfernt werden. Letztere geht leider mit einem erhöhten Risiko von Lymphabflussstörungen einher, welche sich in Form eines Lymphoedems des Armes (Stau der Lymphabflüssigkeit im Arm) bemerkbar machen können. In Einzelfällen kann jedoch die klassische axilläre Lymphonodektomie notwendig werden, wenn z. B. ein Lymphknotenbefall bereits vor der Operation eindeutig ist und/oder histologisch gesichert werden konnte. Diesbezüglich werden allerdings im Zusammenhang mit neoadjuvanten Systemtherapien mehrere Studien durchgeführt, welche eine geringere Radikalität in der Achselhöhlenlymphknotenchirurgie untersuchen.

9.7 Ablauf einer Brustkrebsoperation

9.7.1 Vor der Operation

Nach der ambulanten Abklärung Ihrer Brustkrebserkrankung wird Ihnen vom Patientenmanagement ein Termin zur Operation angeboten. Wenige Tage zuvor wird eine anästhesiologische und gynäkologisch-operative Aufklärung über die Operation selbst durchgeführt werden. Hierbei werden auch Risiken und Komplikationsmöglichkeiten besprochen, da vom Gesetzgeber gefordert wird, dass die Zustimmung einer Patientin zu der geplanten medizinisch notwendigen Körperverletzung nur dann gültig ist, wenn sie allumfassend über die Vor- und Nachteile der Operation aufgeklärt worden ist. Hier können Sie auch noch mal alle Fragen, die sich im Vorfeld ergeben haben, stellen.

Am Tag vor der Operation wird ggf. in der Nuklearmedizin eine radioaktive Markierung des Wächterlymphknotens durchgeführt. Dabei wird das Kontrastmittel um die Brustwarze unter die Haut gespritzt. Diese Prozedur ist wenig schmerzhaft. Auch bezüglich des Ausmaßes der Aktivität müssen Sie keine Befürchtungen für sich oder ihre Umwelt haben. Danach wird in aller Regel eine Lymphszintigraphie durchgeführt.

Am Abend vor der Operation sollten Sie versuchen, sich abzulenken. Bitte bedenken Sie, dass Sie ab einer gewissen Uhrzeit, welche Ihnen der Anästhesist mitteilen wird, keine Nahrung mehr zu sich nehmen dürfen und der Alkoholkonsum eingeschränkt sein sollte.

9.7.2 Tag der Operation

Am Tag der Operation kommen Sie dann zu einer festgelegten Uhrzeit in die Klinik und melden sich in der Patientenaufnahme an. Danach gehen Sie auf die Station, wo Sie vom Pflegepersonal aufgenommen werden. Im Anschluss wird gegebenenfalls ein Markierungsdraht in die Brust durch die Brustsprechstunde eingelegt, welcher dem Operateur den Weg zum Tumor oder zum erkrankten Gewebe zeigen soll.

Wieder auf der Station angekommen werden Ihnen die Antithrombosestrümpfe angezogen. Wertsachen können eingeschlossen werden (am besten nehmen Sie erst gar keine mit!). Danach nehmen Sie eine Beruhigungstablette ein und werden mit Ihrem Bett in den Operationstrakt gefahren. Wundern Sie sich nicht, dass Sie mehrfach nach Ihrem Namen, der zu operierenden Seite und Ihrer Erkrankung gefragt werden. Natürlich weiß man, wer Sie sind und was man bei Ihnen operieren soll. Es sollen nur alle Risiken beseitigt werden, dass doch eine Fehloperation durch Verwechslungen oder Fehlern passieren. In der OP-Schleuse werden Sie auf dem OP-Tisch gelagert und in einen Vorraum gebracht, wo die Vorbereitungen zur Operation durch die Narkoseärzte und -schwestern laufen. Der Narkosearzt wird Ihnen dann in einem Vorbereitungsraum eine Nadel in eine Vene legen, über die später die Medikamente gegeben werden. Nach weiteren vorbereitenden Maßnahmen werden Sie in Narkose gesetzt. Nun wird Ihnen auch ein Antibiotikum gegeben, das Infektionen um die Operation herum minimieren soll. Des Weiteren bekommen Sie ein starkes Schmerzmittel, damit die Operation schmerzfrei von statten gehen kann. Nach einer nochmaligen Absprache aller Beteiligten (Team-Time-Out) wird dann die Operation durchgeführt. Nach der Entfernung des Tumors werden in aller Regel gelochte Plastikschläuche (Drainagen) in die Wundhöhle eingelegt, damit eine entstehende Wundflüssigkeit abtransportiert werden kann. Die Wunde wird dann mit sich auflösenden Fäden verschlossen und es werden Klebestreifen aufgeklebt, welche die Wunde steril halten sollen (Steri-Strips). Dann wird in aller Regel ein Druckverband angelegt, um eine stärkere Nachblutung zu vermeiden. Sie werden dann im Aufwachraum wieder zu sich kommen und ca. 2 Stunden später auf die Station zurückgebracht werden.

9.7.3 Nach der Operation

Der Operateur wird in aller Regel am Tag des Eingriffs zu Ihnen kommen und Ihnen über die Operation Bericht erstatten. Erwarten Sie allerdings hierbei nicht zu viel, da eine mikroskopische Beurteilung des entnommenen Gewebes natürlich noch nicht möglich ist.

In den ersten 24 Stunden kann die Wunde plötzlich anfangen zu schmerzen, da die Medikamente aus der Narkose nachlassen – das Pflegepersonal kann Ihnen in aller Regel schnell und unkompliziert gemäß Schmerzstandard helfen.

Die Wunde wird jeden Tag vom Pflegepersonal und/oder den Ärzten überprüft und der Verband gewechselt.

Falls Ihre Brüste eine „Unterstützung" benötigen, wird Ihnen ein Spezial-BH verordnet und über ein Sanitätshaus geliefert.

Die bei der Operation möglicherweise eingelegte Drainage wird in der Regel nach wenigen Tagen wieder gezogen. Studien haben gezeigt, dass der Zeitpunkt der Drainagenentfernung <u>nicht</u> mit der Notwendigkeit einer späteren Punktion an der Brust korreliert. 24 Stunden nach dem Ziehen der Drainage können Sie wieder duschen, wobei keine Seife in die Wunde eingerieben werden sollte.

9.7.4 Wieder zu Hause

Nach wenigen Tagen der stationären Beobachtung (ca. 3 bis 6) können Sie wieder nach Hause entlassen werden. Zu Hause sollten Sie jedoch eine weitere Erholungszeit einplanen.

Das pathologische Gutachten dauert ca. 5 bis 6 Arbeitstage, sodass Ihr gesamter Fall dann bei der nächsten postoperativen interdisziplinären Tumorkonferenz vorgestellt und von den Experten besprochen werden kann. Da Sie zu diesem Zeitpunkt bereits nicht mehr unter stationärer Behandlung stehen, wird ein ambulanter Gesprächstermin mit Ihnen vereinbart werden, bei dem die Wunde kontrolliert, das histologische Ergebnis erklärt wird, der weitere Behandlungsplan erläutert und Ihnen ausreichend Zeit für Fragen gegeben wird.

> **Wir empfehlen Ihnen, eine weitere Person zu diesem Aufklärungsgespräch mitzubringen, da 4 Ohren immer mehr als 2 hören!**

Nach der operativen Therapie könnten sich eine Strahlentherapie oder eine weiterführende Systemtherapie anschließen. Diese werden in aller Regel erst nach dem Abschluss der Wundheilung nach ca. 6 bis 10 Wochen nach der Operation begonnen.

In den ersten 4 bis 6 Wochen nach einer Brustoperation findet die Wundheilung statt. In dieser Zeit sollten Sie folgende Aktivitäten unterlassen:

- Besuch eines Schwimmbades oder einer Sauna.
- Sportliche Tätigkeiten wie Handball, Tennis oder Golf, schweres Heben auf beiden Seiten
- ruckartige Bewegungen.
- Reisen in exotische Länder mit einem erhöhten Infektionsrisiko.

- Erlaubt sind Spaziergänge, Einkaufen (ohne schweres Heben), Geschlechtsverkehr und Reisen innerhalb Europas.
- Anzuraten ist auch das Tragen eines eng anliegenden Bustiers oder Sport-BHs. Gegebenenfalls kann Ihnen hier auch ein Spezial-BH aus dem Sanitätshaus angefertigt werden.
- Bitte bedenken Sie, dass nicht nur der Körper durch eine Brustkrebsoperation in Mitleidenschaft gezogen wird. Oftmals ist die Operation ein psychischer Wendepunkt in einem Leben, sodass Sie auch Ihren mentalen Gesundheitszustand im Auge haben und stärken sollten.
- Auch Ihre Familie ist sicherlich durch Ihre Erkrankung schwer getroffen worden und muss mit der neuen Situation klar kommen. Die richtigen Gespräche zum richtigen Zeitpunkt können hier hilfreich sein, um die gemeinsame Situation einzuschätzen und sich gemeinsam neue Ziele zu setzen. Vielleicht ist es notwendig, sich dabei professionelle Hilfe zu holen.

9.7.5 Allgemeine Risiken und Komplikationsmöglichkeiten der Brustoperation

Wie bei jeder Operation am menschlichen Körper können auch bei Brustoperationen bestimmte Komplikationen vorkommen. Hierzu zählen:

- Infektionen der Wundhöhle und der Narbe, die häufig bei Diabetikern und Rauchern vorkommen.
- Verstärkte Narbenbildung, die ebenfalls bei Rauchern und Diabetikern häufiger auftritt. Wenn Sie bereits wissen, dass Sie eine schlechte Narbenbildung aufweisen oder zu einer Risikogruppe zählen, sollten Sie sich in der Apotheke narbenhemmende Pflaster besorgen, die Sie aber erst nach dem Ende der Wundheilung (ab der 4. bis 6. Woche postoperativ) verwenden sollten. In besonderen Fällen kann auch eine Bestrahlung der Narbe durchgeführt werden.
- Erhöhte Thrombose- und Emboliegefahr. Aus diesem Grund werden Ihnen Antithrombosestrümpfe ausgehändigt, die Sie während des gesamten Aufenthalts im Krankenhaus tragen sollten und es werden Ihnen Antithrombosespritzen in die Bauchdecke verabreicht. Bei Risikokonstellationen können diese präventiven Maßnahmen auch nach Ihrer Entlassung fortgeführt werden.
- Nachblutungsgefahr im Anschluss an die Operation. Auch obwohl das Operationsgebiet immer nur dann verschlossen wird, wenn keine Blutung mehr besteht, können sich trotzdem im Laufe der Zeit Blutgefäße wieder eröffnen, was zu einer Nachblutung führen kann. Bei ca. 2 bis 5 % aller Patientinnen muss eine zweite Operation erfolgen, um das Blut aus der Wunde zu entfernen und ein möglicherweise nachblutendes Gefäß zu verschließen. Diese zweite Operation nennt man Revisionsoperation.

Wie lese ich meinen Arztbrief?

© Prof. Dr. Florian Schütz, Prof. Dr. Christof Sohn 2018
F. Schütz, C. Sohn, *Erste Hilfe bei Brustkrebs*, WissenKompakt Medizin,
https://doi.org/10.1007/978-3-662-55703-7_10

Ein Arztbrief dient der Kommunikation zwischen denjenigen Ärzten, die eine Patientin behandeln. Jede Patientin hat aber auch selbst ein Anrecht darauf, eine Kopie ihres Arztbriefes zu erhalten.

> **Fragen Sie nach einer Kopie Ihres Arztbriefes!**

In einem Arztbrief steht detailliert, welche Befunde erhoben wurden, was gemacht wurde und welche weiteren Empfehlungen gegeben werden.

Ein typischer Aufbau des Arztbriefes ist wie folgt (Beispiele kursiv):

10.1 Zeitraum des stationären Aufenthalts

Beschreibt die Dauer der stationären Behandlung, nicht der Gesamtbehandlung.

Stationäre Behandlung vom 01.03.2017–06.03.2017

10.2 Diagnose und Stadieneinteilung

„Ductales Carcinoma in situ" oder „Invasives Karzinom mit Subtypen" (ductal, lobulär, etc.). Der Begriff NST bezeichnet ein Karzinom, das von den Gängen ausgeht (No Special Type).

Zur Stadieneinteilung wird die TNM-Klassifikation (6. Auflage, 2002) herangezogen, die hier gekürzt wiedergegeben werden soll. Steht vor dem jeweiligen Großbuchstaben ein „c" bezeichnet dies die klinische (clinical) Einschätzung; steht dort ein „p" die pathologische also NACH der Untersuchung des Gewebes durch einen Pathologen (◘ Tab. 10.1).

◘ Tab. 10.1 Stadieneinteilung nach TNM-Klassifikation. (6. Auflage, 2002, hier gekürzt wiedergegeben)

T	**Tumorgröße**	1a	0–0,5 cm
		1b	0,5–1,0 cm
		1c	1,0–2,0 cm
		2	2,0–5,0 cm
		3	>5 cm
		4a	mit Befall der Brustwand
		4b	mit Befall der Haut
		4c	4a und 4b
		4d	entzündliches Karzinom (inflammatorisch)
N	**Nodalstatus**	0	nicht befallene axilläre Lymphknoten
		1a	Tumorbefall von 1–3 axillären Lymphknoten,

(Fortsetzung)

◼ Tab. 10.1	(Fortsetzung)		
		1b	Tumorbefall der Lymphknoten der Arteria mammaria interna hinter dem Brustbein, klinisch nicht erkennbar
		2a	Tumorbefall von 4–9 axillären Lymphknoten
		2b	Tumorbefall der Lymphknoten der Arteria mammaria interna hinter dem Brustbein, klinisch erkennbar
		3	Tumorbefall von >10 axillären Lymphknoten oder unter bzw. über dem Schlüsselbein
G	Grading	1	geringe Entartung
		2	mittlere Entartung
		3	starke Entartung
L	Lymphangiosis carcinomatosa	0	kein Befall der Lymphwege
		1	Tumorbefall der Lymphwege
V	Vessel	0	kein Befall der Blutgefäße
		1	Tumorbefall der Blutgefäße

Beispiel: Invasives Mammakarzinom (NST), pT1c pN1a (1/10) G2 L1 V0

10.3 Immunhistochemische Zusatzuntersuchungen

An den Tumorzellen wird analysiert, welche Eigenschaften die Zellen haben, wie aggressiv sie sind und wie man sie am besten bekämpfen kann. Hierbei MÜSSEN immer der Östrogen-, der Progesteron- und der HER2-Rezeptor bestimmt werden, die dann im Arztbrief bewertet werden müssen (◼ Tab. 10.2).

10.4 Genexpressionsprofile

Bei grenzwertigen Situationen kann ein neuartiger Gentest angewendet werden. Um die Aktivierung bestimmter Gensequenzen zu messen, können mehrere Tests zum Einsatz kommen. Das Ergebnis wird meistens in einem individuellen Wert wiedergegeben, der im Arztbrief vermerkt wird. Zu jedem dieser Werte gibt es eine Analyse der jeweiligen Firma, die den Test anbietet. Diese Analyse sollten Sie sich geben und erklären lassen. Mehrere dieser (teuren) Tests anzuwenden macht keinen Sinn.

OncoType DX® 18 Recurrence Score (RS)
Prosigna® 18 Risk of Recurrence (ROR)

Zusätzlich können die intrinischen Subgruppen der Tumoren (basal, HER2, luminal) mithilfe bestimmter Tests (z. B. Prosigna®) bestimmt werden (▶ Abschn. 10.3 „Immunhistochemische Zusatzuntersuchungen")

◻ Tab. 10.2   Immunhistochemische Faktoren zur Charakterisierung der Tumorzellen

ER	Östrogenrezeptor	0–100 %	Aktivierung des Tumors durch den Östrogenrezeptor
PR	Progesteronrezeptor	0–100 %	Aktivierung des Tumors durch den Progesteronrezeptor
HER2	Human Epidermal Growth Factor Receptor 2	0–3 (Dako-Score)	Aktivierung des Tumors durch den HER2-Rezeptor
Ki67	Proliferationsfaktor	0–100 %	Wie viel % der Tumorzellen befinden sich in der Zellteilung

Beispiel: ER 90 %, PR 80 %, HER2 1+, Ki67 15 %
Zunehmend werden diese Werte genutzt, um eine neue Einteilung der Tumoren in Subgruppen vorzunehmen, welche durch Genexpressionsprofile definiert wurden. Da zumeist jedoch kein Genexpressionsprofil angelegt wurde, wird der Subgruppe der Beinahme „-like" (also „ähnlich") beigefügt. So entstehen folgende Subgruppen:
Basal-like Tumoren (meint, das keine Hormon- und HER2- Rezeptoren auf und in den Tumorzellen vorhanden sind)
HER2-like Tumoren (meint, das HER2- Rezeptoren vermehrt auf den Tumorzellen vorhanden sind)
Luminal-like Tumoren (meint, dass Hormonrezeptoren in den Tumorzellen vorhanden sind. Diese Gruppe wird weiter unterteilt anhand der Wachstumsgeschwindigkeit/Proliferationsaktivität, welche zumeist mittels dem Protein Ki67 gemessen wird)
Luminal A like (meint, dass Hormonrezeptoren in den Tumorzellen vorhanden sind und die Proliferation gering ist)
Luminal B like (meint, dass Hormonrezeptoren in den Tumorzellen vorhanden sind und die Proliferation hoch ist)
ER 90 %, PR 80 %, HER2 1+, Ki67 15 %

10.5 Art der Operation

Die Art der Operation und ggf. der Ablauf werden beschrieben (◻ Tab. 10.3, ▶ Abschn. 7.1 „Die Operation").

◻ Tab. 10.3   Bezeichnung der Operation

Segmentresektion	Entfernung eines Teils der Brust (<25 % des Volumens)
Quadrantenresektion	Entfernung eines Viertels der Brust (25 %)
Nach sonographischer/stereotaktischer Markierung	Einlage eines Markierungsdrahts unter Ultraschall-/Mammographiekontrolle
Mastektomie	Brustentfernung
Sentinelbiopsie	Entfernung des Wächterlymphknotens
Axilläre Lymphonodektomie	Entfernung von Lymphknoten aus der Achselhöhle

Segmentresektion nach sonographischer Markierung mit Sentinel-Lymphknotenbiospie

10.6 **Tumormarker**

An einigen Zentren werden noch immer Tumormarkerbestimmungen durchgeführt (z. B. Ca 15-3, CEA). Bisher konnte keine Arbeitsgruppe zeigen, dass hieraus eine verwertbare Information für Diagnostik, Prognose oder Nachsorge resultiert. In unserer Klinik verzichten wir auf diese Bestimmung.

10.7 **Staging**

Wenn bereits Untersuchungen der Lunge, der Leber und/oder der Knochen zum Ausschluss von bereits vorliegenden Tochtergeschwulsten in den jeweiligen Organen durchgeführt worden sind, werden die Ergebnisse hier dargestellt. Bei frühen Brustkrebsstadien werden diese Untersuchungen jedoch meistens gar nicht mehr angefordert.

Beispiel:

Computertomographie-Thorax, Ultraschall der Leber und Kochenszintigraphie: unauffällig ohne Anhalt für Metastasen.

10.8 **Tumorboardbeschluss**

Im Tumorboard werden alle Informationen über Sie und Ihre Erkrankung zusammengetragen und eine Empfehlung bezüglich der weiteren strahlentherapeutischen und medikamentösen Behandlung abgegeben.

Beispiel (die einzelnen Therapien werden in den weiteren Kapiteln erklärt):

> **Wir empfehlen als weitere Therapie:**
> - **Chemotherapie** mit 4-mal Epirubicin und Cyclophosphamid (EC), 12-mal Paclitaxel (Pac)
> - **Endokrine Therapie** mit Letrozol
> - **Bestrahlung** der Brust mit Boost
> - **Studienteilnahme** nicht möglich bei momentan fehlender Studie
> - **Komplementärmedizinische Empfehlung**: Gewichtsreduktion um 15 kg, Erhöhung der sportlichen Aktivität (3-mal pro Woche eine Stunde), Body-and-Mind-Behandlung (z. B. Yoga)

Medikamentöse Behandlung

© Prof. Dr. Florian Schütz, Prof. Dr. Christof Sohn 2018
F. Schütz, C. Sohn, *Erste Hilfe bei Brustkrebs*, WissenKompakt Medizin,
https://doi.org/10.1007/978-3-662-55703-7_11

Als medikamentöse Therapie stehen antihormonelle (endokrine) Therapien, Chemotherapien und Antikörpertherapien zur Verfügung. Des Weiteren kann auch eine knochenschützende Therapie als Nebeneffekt eine Verbesserung der Prognose erzielen (◘ Abb. 11.1).

In den letzten 20 Jahren konnte die Prognose einer Brustkrebserkrankung sehr stark verbessert werden. Weniger Patientinnen erleiden ein erneutes Auftreten (Rezidiv) der Erkrankung. Lokalrezidive in derselben oder der anderen Brust können meistens ähnlich der Ersterkrankung behandelt werden. Tochtergeschwulste in entfernten Organen (häufig in Leber, Lunge, Knochen) sind jedoch in aller Regel lebenszeitbegrenzend. Deswegen ist es so wichtig bereits bei der Ersterkrankung ALLE Möglichkeiten zu nutzen, damit Rezidive in der Zukunft unterbleiben.

> **Die Prognoseverbesserung bei Brustkrebs wurde vor allem durch die konsequente und zielgerichtete medikamentöse Behandlung möglich!**

Denn nur Medikamente gelangen über das Blut in alle Winkel unseres Körpers und können dort Mikrometastasen eliminieren, die wir mit den heute zur Verfügung stehenden Mitteln nicht nachweisen können.

Trotz dieser tollen Prognoseverbesserung müssen wir feststellen, dass noch zu viele Frauen medikamentöse Behandlungen erhalten, die sie eigentlich gar nicht bräuchten. Diese Übertherapie führt leider dazu, dass auch Nebenwirkungen und Leid erzeugt

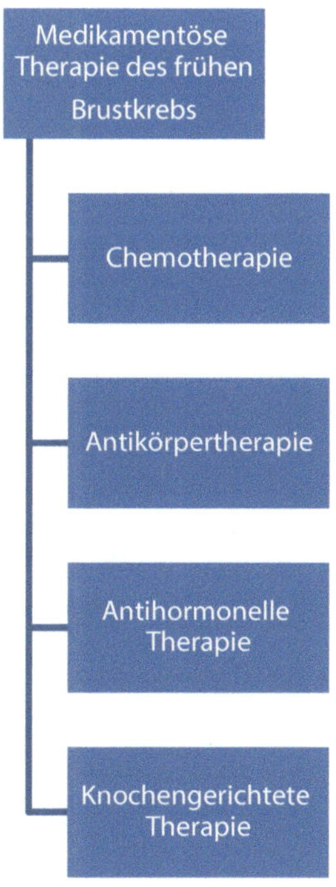

◘ **Abb. 11.1**   Mögliche medikamentöse Behandlungen bei Brustkrebs

werden, die eigentlich gar nicht entstehen müssten. Bestes Beispiel sind hierbei die Folgen einer Chemotherapie.

Herauszufinden, welche betroffene Frau welche Behandlung braucht wird der entscheidende Schritt in der optimierten Brustkrebsbehandlung der Zukunft werden.

11.1 Indikationsstellung

Die medikamentöse Behandlung richtet sich zunächst nach den biologischen Faktoren Ihres Tumors und in zweiter Linie nach vorhandenen Risikofaktoren oder Patientinnen-eigenen Faktoren wie das Alter oder Begleiterkrankungen. Wir erwarten in den nächsten Jahren weitere molekularbiologische Tests, welche uns dabei helfen sollen, die richtige und möglichst zielgerichtete medikamentöse Therapie festzulegen.

Bei der Indikation der jeweiligen medikamentösen Therapie muss nicht nur deren positive Wirkung auf die Prognose der Patientinnen, sondern auch deren mögliche Nebenwirkungen und Risiken beachtet werden. Erst in der Zusammenschau aller Faktoren kann entschieden werden, ob eine medikamentöse Behandlung indiziert ist.

Wir wollen immer zielgenauer behandeln, um nur die Tumorzelle zu treffen und zu eliminieren.

> **Unter zielgerichteten Therapien versteht man deswegen diejenigen medikamentösen Behandlungen, bei denen ein bestimmtes Ziel auf oder an der Tumorzelle oder im Tumormilieu attackiert werden soll.**

Dieses Ziel ist für die Tumorzelle so wichtig, dass, wenn es ausgeschaltet wird, die Tumorzelle nicht mehr weiter existieren kann und in den Zelltod geht.

Gleichzeitig soll nicht nur jeder Tumor, sondern auch jede Patientin einzeln betrachtet werden, um die Grundvoraussetzungen, die jeder Mensch mitbringt, zu berücksichtigen. Ein klassisches Beispiel wäre hier ein Nachweis einer Mutation des BRCA-Gens.

> **Unter personalisierter Medizin versteht man die Auswahl der (medikamentösen) Behandlungen anhand der individuellen Eigenschaften einer Patientin.**

Im Weiteren sollen die einzelnen medikamentösen Therapien im Zusammenhang mit Ihrer Indikationsstellung anhand der Tumorbiologie diskutiert werden.

Die im Weiteren vorgestellten Überlebensanalysen wurden mithilfe des Online-Instruments (neudeutsch: Tool) predict® erstellt, welches im Auftrag des englischen Krebsregisters erstellt wurde (▶ www.predict.nhs.uk; Wishart et al. 2014)

Im Weiteren werden wir für jede Untergruppe der Brustkrebserkrankungen die medikamentöse Therapie, ihre Auswirkungen auf die Prognose und die spezifischen Nebenwirkungen besprechen.

11.2 Erklärung für die Überlebensanalysen

Im Folgenden möchten wir Ihnen ein Beispiel geben, wie eine bestimmte medikamentöse Behandlung einer Tumorerkrankung, die Prognose verbessern kann (■ Abb. 11.2).

Eine 60-jährige Patientin in altersentsprechendem Allgemein- und Leistungszustand ohne relevante Begleiterkrankungen erkrankt an einem Brustkrebstumor mit den folgenden Eigenschaften:

- 15 mm im Durchmesser (pT1c)
- keine Lymphknoten befallen (pN0)
- schlecht differenzierter Tumor (G3 = starker Grad der Entartung)
- Hormonrezeptoren vorhanden (antihormonelle Therapie einsetzbar)
- HER2-Rezeptor überexpremiert (schlechte Prognose, ABER Anti-HER2-Therapie einsetzbar)

pT1c pN0 G3 HER2 positiv, HR positiv (Luminal-HER2-like)	5-Jahresüberleben (x/100 Pat.)
Basiswahrscheinlichkeit für das Überleben nach 5 Jahren ohne weitere medikamentöse Therapie; nur OP und Radiatio	86,8
Verbesserung durch Chemotherapie	+3 (89,8)
Verbesserung durch Antikörper	+1 (90,8)
Verbesserung durch endokrine Therapie	+3 (93,8)
Versterben trotz aller Therapiemaßnahmen	6,2

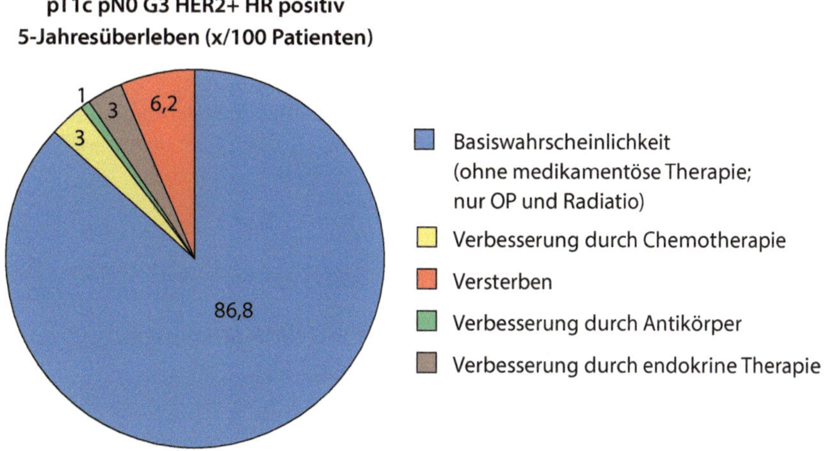

■ **Abb. 11.2**   Kreisdiagramm zur graphischen Darstellung der obigen Tabelle zum Überleben. Der Anteil der überlebenden Patientinnen nimmt immer weiter zu, je mehr Therapien durchgeführt werden

- Gemäß den Berechnungen des predict®-Tools ergibt sich eine Wahrscheinlichkeit, dass der Tumor alleine durch lokale Maßnahmen (Operation und Bestrahlung) über die ersten 5 Jahre geheilt werden kann von 86,8 %; d. h. 87 von 100 Frauen mit diesen Tumoreigenschaften leben noch nach 5 Jahren, die restlichen 13 werden aber innerhalb dieser ersten 5 Jahre versterben!
- Durch den Einsatz einer endokrinen (antihormonellen) Therapie werden 3 Frauen mehr überleben; d. h. alle 100 Frauen müssen eine endokrine Therapie einnehmen, damit 3 von ihnen mehr überleben.
- Durch den zusätzlichen Einsatz einer Chemotherapie werden 3 Frauen mehr überleben; d. h. alle 100 Frauen müssen eine Chemotherapie durchführen lassen, damit 3 von ihnen mehr überleben.
- Durch den zusätzlichen Einsatz einer Antikörper-/Chemotherapie wird 1 weitere Frau mehr überleben; d. h. alle 100 Frauen müssen eine Antikörper-/Chemotherapie durchführen lassen, damit 1 von ihnen mehr überlebt.

> **Die große Frage, welche Patientin GAR KEINE medikamentöse Therapie benötigt und trotzdem geheilt ist und überlebt, kann leider bis heute von niemandem beantwortet werden!**

11.3 Medikamentöse Therapie bei Triple-negativem Brustkrebs (TNBC)

Die Gruppe der Triple-negativen-Brustkrebstumoren ist eine sehr schlecht definierte Gruppe von vielen unterschiedlichen Tumorbiologien, welche eines gemeinsam haben: Die Tumorzellen zeigen weder die Hormonrezeptoren (Oestrogen-, Progesteronrezeptor) noch den Wachstumsfaktorrezeptor Typ 2 (HER2). Circa 16–18 % aller Tumoren sind vom TNBC-Typ. Momentan wird sehr intensiv daran geforscht, eine zielgerichtete Therapie bei einzelnen Subgruppen dieses Tumortyps zu entwickeln (z. B. PARP-Hemmung bei BRCA-mutierten Tumoren). Aus diesem Grund werden bei dieser Subgruppe zahlreiche Studien durchgeführt, an denen Sie teilnehmen können. Fragen Sie Ihren Therapeuten danach!

Als Standardtherapien stehen beim TNBC lediglich Chemotherapien zur Verfügung. Da es sich in der Regel um aggressive Tumoren handelt, wirkt die Chemotherapie sehr gut, wie die unten abgebildeten Skizzen zeigen.

11.3.1 Überlebensanalyse Tripple-negativer Brustkrebs (TNBC)

Basis: 60-jährige Patientin in altersentsprechendem Allgemein- und Leistungszustand. Die Zahlen besagen Folgendes:

Nehmen wir den ersten Fall der Tabelle: Eine 60-jährige Frau in altersadäquatem Gesundheitszustand, die einen Tumor von 17 mm Durchmesser hat (pT1c) bei einem undifferenzierten (=aggressiven) Tumor (G3) hat abhängig von der Anzahl der befallenen Lymphknoten und der durchgeführten Therapie unterschiedliche Prognosen bezüglich der Wahrscheinlichkeit, die nächsten 5 oder 10 Jahre zu überleben oder zu versterben. Sind die Lymphknoten NICHT befallen versterben in den ersten 5 Jahren nach Diagnosestellung OHNE Chemotherapie 18 Patientinnen von 100 Patientinnen mit den oben genannten Patientinnen-Charakteristika. Führt man eine Chemotherapie durch, überleben 5 Patientinnen mehr: es versterben also „nur" 13. In der Berechnung des 10 Jahresüberlebens für diese Patientin ergeben sich folgende Zahlen: 72 Patientinnen leben nach 10 Jahren, 28 versterben ohne Chemotherapie und „nur" 21 Patientinnen, wenn eine Chemotherapie bei der Erstdiagnose durchgeführt worden war! (◘ Abb. 11.3).

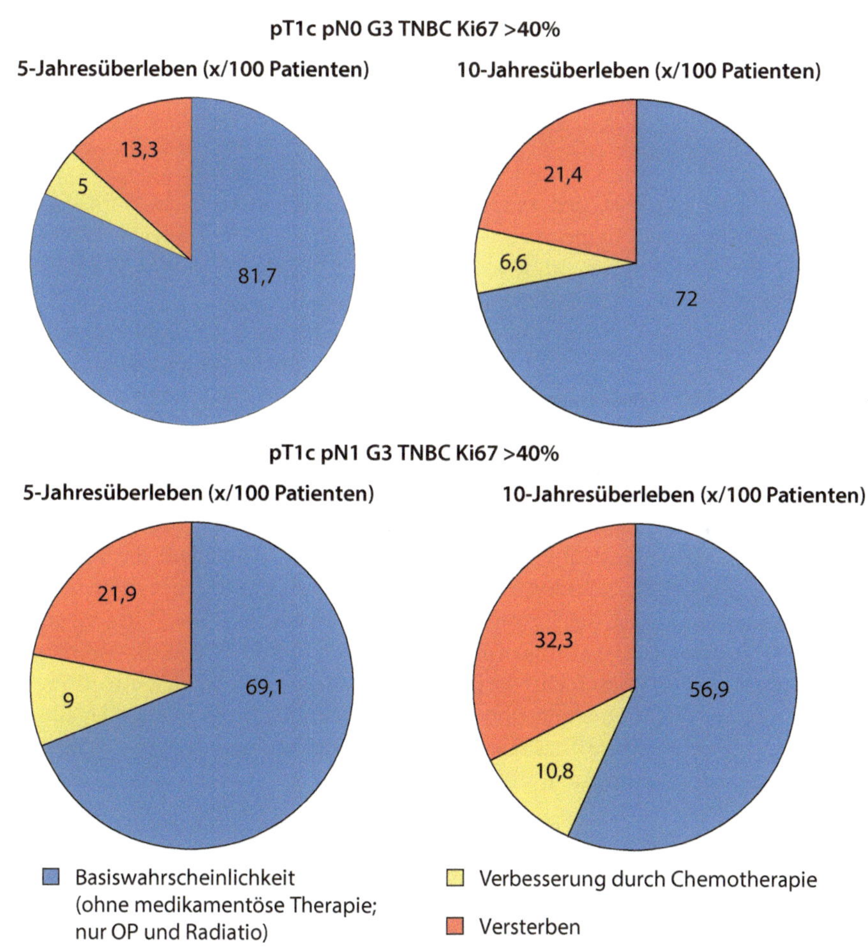

◘ **Abb. 11.3** Kreisdiagramme zur graphischen Darstellung der obigen Tabelle zum 5- und 10-Jahresüberleben bei Patientinnen mit Trippel-negativem Karzinom. Der Anteil der überlebenden Patientinnen nimmt zu, wenn Chemotherapien durchgeführt werden

pT1c pN0 G3 TNBC Ki67 >40 %	5-Jahresüberleben (x/100 Pat.)	10-Jahresüberleben (x/100 Pat.)
Basiswahrscheinlichkeit (ohne medikamentöse Therapie; nur OP und Radiatio)	81,7	72
Verbesserung durch Chemotherapie	5	6,6
Versterben	13,3	21,4
pT1c pN1 G3 TNBC Ki67 >40 %	5-Jahresüberleben (x/100 Pat.)	10-Jahresüberleben (x/100 Pat.)
Basis	69,1	56,9
Verbesserung durch Chemotherapie	9	10,8
Versterben	21,9	32,3

Die genaue Zusammensetzung der Chemotherapie orientiert sich hierbei an weiteren Faktoren wie z. B. dem Grading, dem Lymphknotenbefall oder an der Mutationsanalyse des BRCA-Gens. In aller Regel werden Anthrazykline (z. B Epirubicin), Cyclophosphamid und Taxane (Paclitaxel oder Docetaxel) gegeben; bei manchen Patientinnen wird auch ein platinhaltiger Wirkstoff gegeben (z. B. Carboplatin). Die Chemotherapie wird in aller Regel über einen Zeitraum von 18 bis 24 Wochen gegeben und beginnt ca. 3–6 Wochen nach der Operation, wenn sie nicht schon davor gegeben worden war.

TNBC-Tumoren sollten vor allem neoadjuvant (also vor einer Operation) medikamentös behandelt werden, da dann die Wirkung der Chemotherapie am besten überprüft und gegebenenfalls diese optimiert werden kann. Die Chemotherapie zerstört und verkleinert dabei nicht nur den Tumor in der Brust. Vor allem die Wirkung auf die möglicherweise ausgestreuten Tumorzellen (z. B. in Leber, Lunge oder Knochen), von welchen die Prognose der Erkrankung ausgeht, ist wichtig! Die Wirkung auf diese verstreuten Tumorzellen ist vor oder nach einer Operation identisch.

Zusätzlich wird immer mehr darüber nachgedacht, diejenigen Patientinnen, bei denen der Tumor durch eine neoadjuvante Chemotherapie nicht vollständig eliminiert werden konnte, eine weitere Therapie nach der Operation durchzuführen. Gegebenenfalls kann Ihnen hier eine Studie angeboten werden.

11.3.2 Nebenwirkungen von Chemotherapien

Die Nebenwirkungen von Chemotherapien sind abhängig von der Wahl der Medikamente. Allen Chemotherapien gemein ist aber, dass sie auf alle sich teilenden Zellen im menschlichen Körper wirken. Da Tumorzellen sich besonders häufig teilen, ist die Wirkung in diesen potenziert, was man ja auch anstrebt. Andere sich teilenden Zellen werden allerdings auch in Mitleidenschaft gezogen. Dies sind vor allem die Zellen des Verdauungstraktes, das blutbildende System (Knochenmark) und das Immunsystem.

> Die Nebenwirkungen von Chemotherapien entstehen durch die zerstörerische Kraft auf alle sich teilenden Zellen. Da Tumorzellen sich sehr häufig teilen, werden diese besonders getroffen!

Haarverlust

Alle Chemotherapien, welche beim frühen Brustkrebs durchgeführt werden, führen zu einem vollständigen Haarverlust. Bitte bemühen Sie sich bereits zu einem frühen Zeitpunkt um eine adäquate Perücke, welche in der Regel von den Krankenkassen refinanziert wird. Unzählige Versuche wurden durchgeführt, den Haarverlust während einer Chemotherapie zu vermeiden. Zwar kann eine Kühlung der Kopfhaut während der Chemotherapiegabe den Haarverlust reduzieren, jedoch hatten viele Probanden in den Studien Kopfschmerzen beschrieben.

Allergische Reaktionen

Alle medikamentösen Therapien können mit allergischen Reaktionen einhergehen. Diese können sich entweder gegen die Haupt- aber auch gegen die Hilfsstoffe wenden. Insbesondere bei Chemotherapien besteht ein nicht zu vernachlässigendes Potenzial für allergische Reaktionen, sodass in den allermeisten Fällen eine Gabe von Cortisonpräparaten angezeigt erscheint. Diese unterdrücken die allergische Reaktion.

Verdauungstrakt

Der Magen und der Darm können während einer Chemotherapie in Mitleidenschaft gezogen werden. Übelkeit und Erbrechen können vom Magen aber auch von zentralen Rezeptoren des Gehirns ausgehen. Dies ist eine Reaktion des Körpers gegen das Gift, welches durch die Chemotherapie dem Körper zugeführt wird. Diese natürliche Reaktion kann heutzutage in aller Regel gut in den Griff bekommen werden. Mittlerweile sind sehr potente, Übelkeit unterdrückende Medikamente erhältlich (Antiemese), welche bereits zentral im Gehirn das Übelkeitsgefühl abstellen, sodass es erst gar nicht zum Erbrechen kommt. Wie immer in der Medizin ist dies aber nicht 100 %ig garantiert.

Als einfache Empfehlung gegen Übelkeit und Erbrechen können folgende Ratschläge beherzigt werden:

- Essen von mehreren kleinen Mahlzeiten am Tag
- Vermeiden von stark gewürzten und scharfen Speisen
- Konsum von frischem Ingwer, z. B. als Tee
- Akupunktur

Diese komplementären Maßnahmen sollten zusätzlich zu den schulmedizinischen Behandlungen eingesetzt werden. Sie können diese leider nicht vollständig ersetzen.

Knochenmark

Im Knochenmark werden die Zellen des Bluts gebildet. Zum einen kann es unter einer Chemotherapie zu einer Blutarmut kommen, was jedoch in der Realität nur selten passiert. Häufiger kommt es zu einer Reduktion der weißen Blutkörperchen im

Blut, sodass die Immunlage schwierig werden kann. Es besteht eine erhöhte Infekt-anfälligkeit. Menschen unter Chemotherapien sollten Situationen meiden, in denen eine Infektionserkrankung auf sie überspringen kann (z. B. Menschenansammlungen, Kontakt zu symptomatischen kleinen Kindern, Schwimmbadbesuch im Winter, etc.). Unter Chemotherapien wurden sogar erneute Infektionen an Kinderkrankheiten wie Windpocken beschrieben, da das Immunsystem nicht in der Lage sein kann, die bereits durchgemachten Erkrankungen zu erkennen.

Besonders gefährlich sind fieberhafte Erkrankungen unter Chemotherapien, da häufig eine Lungenentzündung die Ursache für diese ist. Bei Fieber unter Chemotherapie sollten Sie sich sofort in ärztliche Behandlung begeben.

> **Fieber und Infektionen unter Chemotherapien sind sehr ernste Komplikationen. Sie müssen sich sofort bei einem Arzt vorstellen, notfalls auch nachts im Notdienst!**

Stuhlgang und Wasserlassen

Der Stuhlgang kann unter Chemotherapien verändert sein. Durchfall kann genauso vorkommen wie Verstopfungen, sodass generell keine Empfehlung gegeben werden kann, das eine oder das andere präventiv beeinflussen zu wollen. Wichtig erscheint uns aber, dass keine speziellen Diäten während der Chemotherapie durchgeführt werden. Essen sie das worauf sie Lust haben und reduzieren Sie keinesfalls die Kalorienanzahl. Insbesondere eine erhöhte Trinkmenge im Vergleich zu der Zeit vor der Chemotherapie erscheint uns wichtig, damit die Nieren ihre Funktion optimal ausüben können. Die wenigsten Chemotherapien werden tatsächlich über die Nieren eliminiert. Die meisten Chemotherapien werden über die Leber abgebaut.

> **Bei Stuhlveränderungen sollten Sie Ihren Arzt kontaktieren. Wichtig ist eine ausreichende Trinkmenge während der Zeit der Chemotherapie!**

Spezielle Nebenwirkungen

Einige Medikamente haben spezielle Nebenwirkungen wie z. B. brennende Hand-innenflächen oder Fußsohlen (Capecitabine), Schwerhörigkeit (Cisplatin) oder Durchfall (Capecitabine, Vinorelbin). Ihr behandelnder Arzt wird Ihnen in dem Aufklärungsgespräch, welches vor jeder Chemotherapie durchgeführt werden muss, die möglichen häufigen Nebenwirkungen nennen, sodass Sie bei leichten Symptomen bereits diese früh erkennen können, sodass gezielt gegengesteuert werden kann.

Herzinsuffizienz

In Studien wurde gezeigt, dass Anthrazykline (spezielle Chemotherapie, die häufig bei Brustkrebs eingesetzt wird) und der Antikörper Trastuzumab zu einer erhöhten Herz-insuffizienzrate führen können. Aus diesem Grund sollten diese beiden Medikamente nach Möglichkeit nicht zusammen gegeben werden. Zur Beobachtung der Herzmuskelfunktion sollte in regelmäßigen Abständen eine Funktionsdiagnostik mit dem Ultraschall durchgeführt werden, welche vor der Initialisierung der Chemo-/Antikörpertherapie als Basiswert überprüft werden sollte.

11.3.3 Interaktionen

Unter einer Chemotherapie sollten Sie alkoholische Exzesse vermeiden. Natürlich können Sie hin und wieder ein Glas Alkohol trinken. Dies schadet weder Ihrer Chemotherapie noch Ihrem Körper.

Eine Einschränkung des Nikotinkonsums ist im Allgemeinen zu empfehlen. Unter einer Chemotherapie bestehen aber keine verschärften Voraussetzungen, das Rauchen einzustellen.

Versuchen Sie, Medikamente zu vermeiden, welche die Leber und ggf. auch die Niere belasten. Fragen Sie Ihren Arzt nach möglichen Problemen.

11.4 HER2-positiver Brustkrebs (HER2)

Stellt der Pathologe an den Tumorzellen eine Überexpression des HER2-Rezeptors fest (immunhistochemische Anfärbung oder In-situ-Hybridisierung der RNA-Kopien) besteht ein Brustkrebstumor vom HER2-Typ (oder HER2-überexpremierender Tumor oder HER2-enriched). Circa 14–16 % aller Tumoren sind vom HER2-Typ, der sich noch einmal unterteilen lässt in die hormonrezeptornegativen und -positiven Karzinome.

Durch die Auswertung früherer Patientenkollektive wissen wir, dass dies die aggressivsten Brustkrebstumoren sind. Diese schlechte Nachricht wird jedoch von der Gewissheit aufgefangen, dass eine hocheffektive und nebenwirkungsarme Möglichkeit besteht, den HER2-Tumor anzugreifen.

Der Antikörper Trastuzumab hat seit dem Jahr 2006 dem HER2-positiven Brustkrebs den Schrecken genommen. Mittlerweile gibt es weitere zielgerichtete Therapien, welche den Rezeptor, der für diesen Stoffwechsel und die Aggressivität der Tumorzelle sehr wichtig ist, attackiert. Alle HER2-gerichteten Therapien sind an die Wirkung einer Chemotherapie gekoppelt, da der Schaden in der Tumorzelle durch die Chemotherapie synergistisch zu der Hemmung des HER2 Rezeptors fungiert.

> **Eine Anti-HER-2-Therapie ohne Chemotherapie ist kaum effektiv!**

Beim HER2 positiven Brustkrebs sollte – wie bei tripple negativen Tumoren – immer eine neoadjuvante Therapie in Betracht gezogen werden, da hier wie auch beim triple negativen Mammakarzinom der Effekt dieser Therapie sehr groß ist und gut beobachtet werden kann. Gegebenenfalls kann bei Nichtansprechen oder schlechtem Ansprechen eine Therapie abgebrochen oder umgestellt werden. Welches die effektivste Therapie ist, wird kontinuierlich in Studien untersucht. Eine Kombination der Antikörper Trastuzumab und Pertuzumab verbunden mit einer Chemotherapie ist eine der wirksamsten Behandlungsansätze und führt vor der Operation eingesetzt bei 60 bis 70 von 100 behandelten Patientinnen zu einem vollständigen Verschwinden des Tumors in der Brust und zu einer 10 Jahresüberlebensrate von 95 % bei diesen Patientinnen!

Auch bei diesen Karzinomen kann eine Überlebensanalyse mithilfe des online Tools predict® durchgeführt werden.

11.4.1 Überlebensanalyse HER2-positive, hormonrezeptornegative Brustkrebserkrankungen

Basis: 60-jährige Patientin in altersentsprechendem Allgemein- und Leistungszustand.

pT1c pN0 G3 HER2 positiv, HR negativ Ki67 >40 %	5-Jahresüberleben (x/100 Pat.)	10-Jahresüberleben (x/100 Pat.)
Basiswahrscheinlichkeit (ohne medikamentöse Therapie; nur OP und Radiatio)	76,7	65,9
Verbesserung durch Chemotherapie	6,7	8,4
Verbesserung durch Antikörper	4	5
Verbesserung durch endokrine Therapie	0	0
Versterben	12,6	20,7
pT1c pN1 G3 HER2 positiv, HR negativ Ki67 >40 %	**5-Jahresüberleben (x/100 Pat.)**	**10-Jahresüberleben (x/100 Pat.)**
Basis	60,8	47,6
Verbesserung durch Chemotherapie	11,1	12,8
Verbesserung durch Antikörper	6,7	8,2
Verbesserung durch endokrine Therapie	0	0
Versterben	21,4	31,4
pT1c pN2 G3 HER2 positiv, HR negativ Ki67 >40 %	**5-Jahresüberleben (x/100 Pat.)**	**10-Jahresüberleben (x/100 Pat.)**
Basis	33,9	21
Verbesserung durch Chemotherapie	15,6	15
Verbesserung durch Antikörper	11,1	11,8
Verbesserung durch endokrine Therapie	0	0
Versterben	39,4	52,2

Siehe ◘ Abb. 11.4

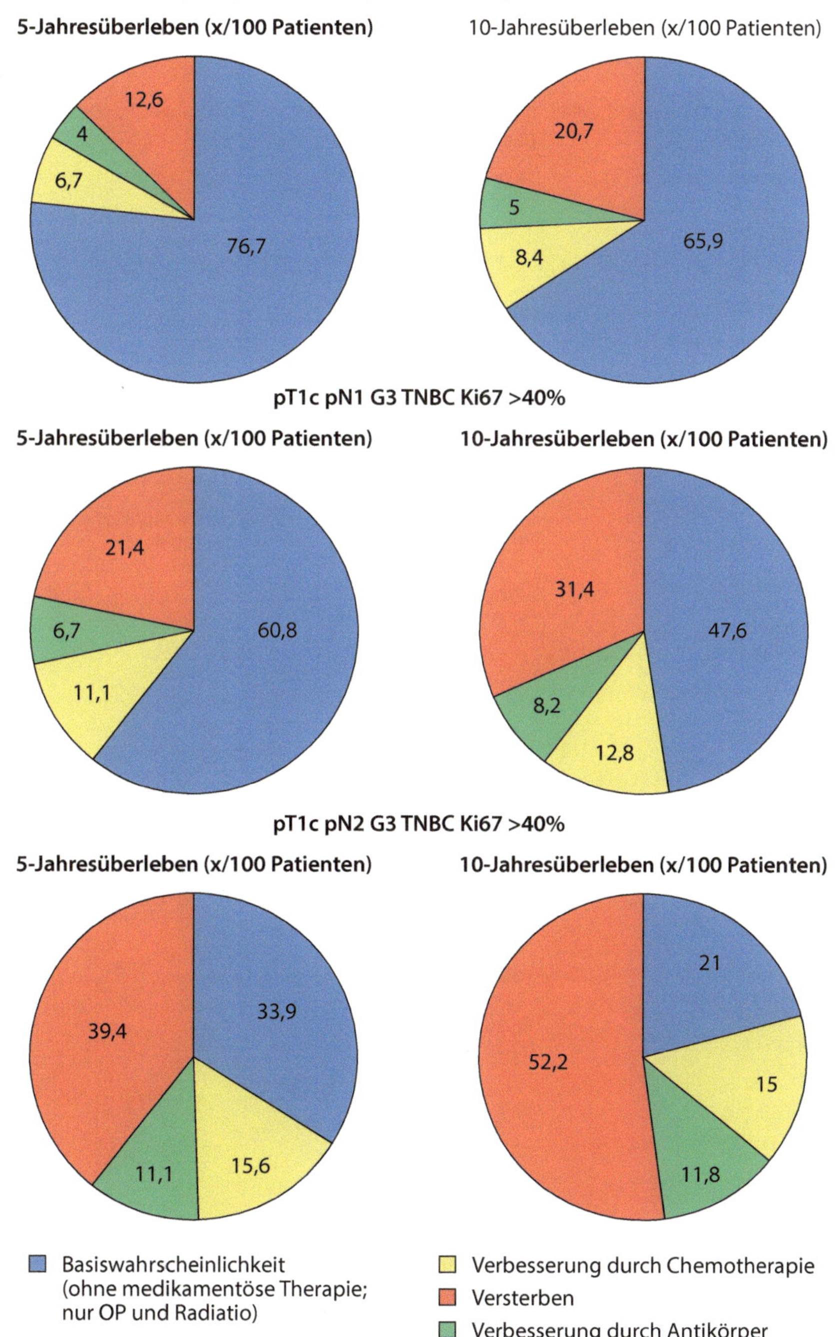

◻ **Abb. 11.4** Kreisdiagramme zur graphischen Darstellung der obigen Tabelle zum 5- und 10-Jahresüberleben bei Patientinnen mit HER2-positivem und hormonrezeptornegativem Karzinom

11.4.2 Überlebensanalyse HER2-positive, hormonrezeptorpositive Brustkrebserkrankungen

pT1c pN0 G3 HER2 positiv, HR positiv Ki67 >40 %	5-Jahresüberleben (x/100 Pat.)	10-Jahresüberleben (x/100 Pat.)
Basiswahrscheinlichkeit (ohne medikamentöse Therapie; nur OP und Radiatio)	86,8	68,3
Verbesserung durch Chemotherapie	3	5
Verbesserung durch Antikörper	1	4
Verbesserung durch endokrine Therapie	3	7
Versterben	6,2	15,7
pT1c pN1 G3 HER2 positiv, HR positiv Ki67 >40 %	5-Jahresüberleben (x/100 Pat.)	10-Jahresüberleben (x/100 Pat.)
Basis	76,2	48,4
Verbesserung durch Chemotherapie	5	10
Verbesserung durch Antikörper	3	4
Verbesserung durch endokrine Therapie	6,1	11
Versterben	9,7	26,6
pT1c pN2 G3 HER2 positiv, HR positiv Ki67 >40 %	5-Jahresüberleben (x/100 Pat.)	10-Jahresüberleben (x/100 Pat.)
Basis	53,1	18,7
Verbesserung durch Chemotherapie	10,2	14,8
Verbesserung durch Antikörper	6	10,6
Verbesserung durch endokrine Therapie	11,3	12,5
Versterben	19,4	43,4

Siehe ◘ Abb. 11.5

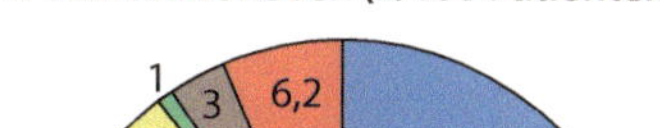

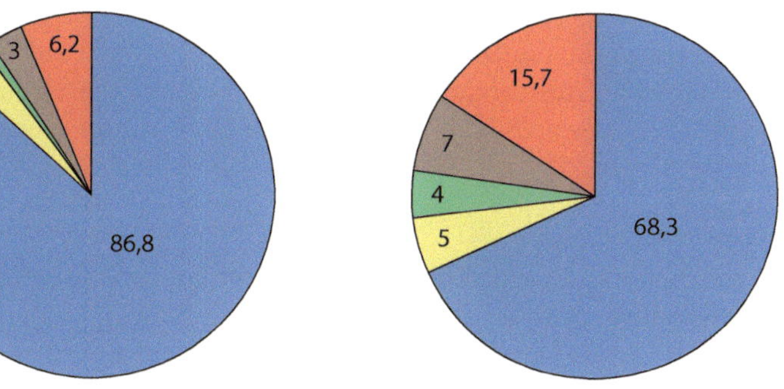

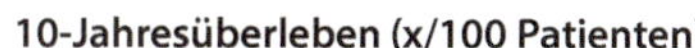

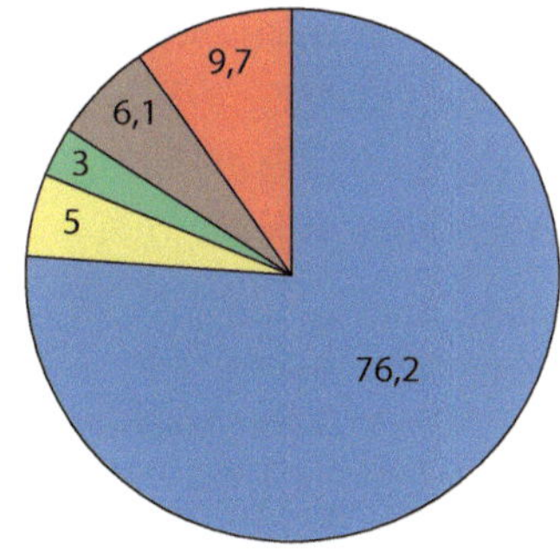

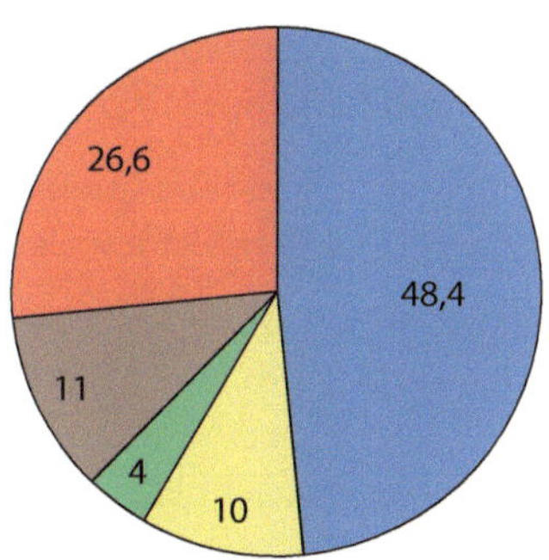

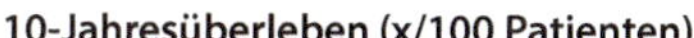

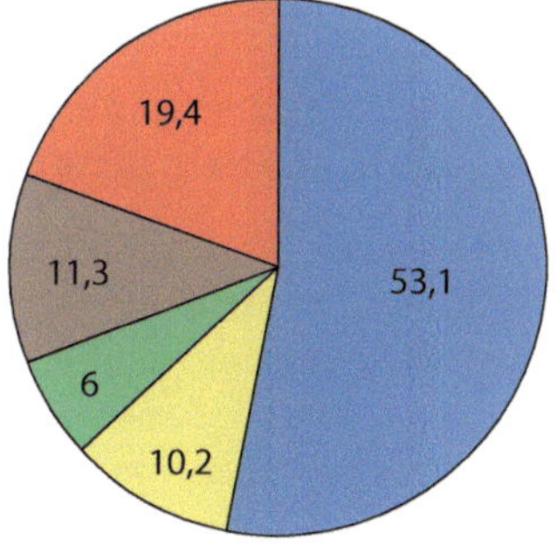

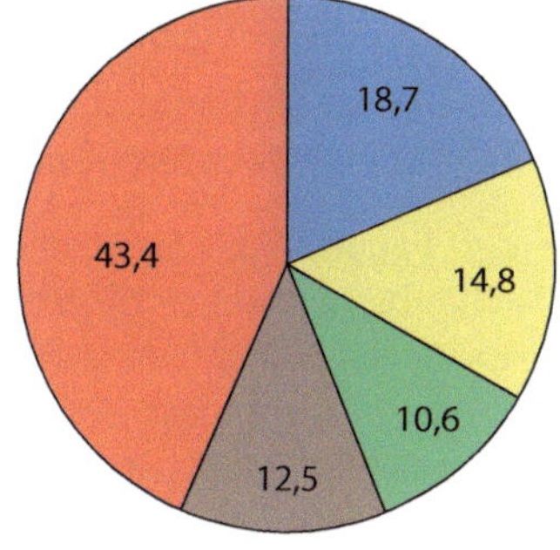

Abb. 11.5 Kreisdiagramme zur graphischen Darstellung der obigen Tabelle zum 5- und 10-Jahresüberleben bei Patientinnen mit HER2-positivem und Hormonrezeptorpositivem Karzinom. Der Anteil der überlebenden Patientinnen nimmt zu, wenn medikamentöse Therapien durchgeführt werden

Nebenwirkungen

Die HER2-gerichteten Antikörper Trastuzumab und Pertuzumab werden in aller Regel sehr gut vertragen. Selten treten Herzinsuffizienzen (► Abschn. 11.3.1 „Nebenwirkungen von Chemotherapien") oder allergische Reaktionen auf. Da die Therapie mit Trastuzumab beim frühen Mammakarzinom (ohne Metastasen!) immer mit einer Chemotherapie kombiniert wird, stehen vor allem die Nebenwirkungen der Chemotherapien im Vordergrund.

11.5 Hormonrezeptorpositiver Brustkrebs (luminaler Brustkrebs)

Beim hormonrezeptorpositiven Brustkrebs wird einerseits unterschieden, ob es sich um eine niedrig- oder hochproliferative Erkrankung handelt, d. h. ob sich die Tumorzellen schnell oder langsam teilen. Des Weiteren wird unterschieden, ob es sich bei der Patientin um eine Situation vor den Wechseljahren (prämenopausal) oder danach (postmenopausal) handelt.

> **Beim luminalen Brustkrebs spielen das Alter der Patientin und die Proliferation des Tumors eine wesentliche Rolle für die Festlegung der weiteren Therapie.**

Die Proliferation des Tumors wird bestimmt über das Grading und/oder einen Proliferationsmarker (z. B. Ki-67) oder modern über ein Genexpressionsprofil.

Hochproliferative hormonrezeptorpositive Brustkrebserkrankungen werden auch als Luminal B like bezeichnet. Diese sprechen in der Regel gut auf eine Chemotherapie an, welche je nach Risikokonstellation die Prognose deutlich verbessern kann. Bei niedrigproliferativen Erkrankungen wirkt die Chemotherapie schlechter, da wie oben bereits erwähnt, Chemotherapien sich auf sich teilende Zellen auswirken. Wenn nur eine niedrige Proliferation vorliegt, teilen sich die Zellen zu langsam, als dass eine Chemotherapie größere Effektivität erzielen könnte.

> **Bei hochproliferativen luminalen Tumoren kann einer Chemotherapie angezeigt sein. Bei niedrigproliferativen luminalen Tumoren ist diese zumeist ohne Nutzen.**

Das Alter der Patientin ist von entscheidender Bedeutung bei hormonrezeptorpositivem Brustkrebs, da einige Medikamente nur bei Frauen vor den Wechseljahren (prämenopausale Patientinnen) wirken und andere Medikamente nur bei postmenopausalen. Die Bestimmung des Menopausenstatus (ob eine Patientin vor oder nach den Wechseljahren ist) ist hier also von entscheidender Bedeutung. Deswegen müssen Sie gefragt werden, wann Sie das letzte Mal ihre Menstruation hatten. Bei Unklarheiten (z. B. bei Frauen, deren Gebärmutter entfernt wurde) muss eine mehrfach durchgeführte Hormonanalyse helfen. Für eine postmenopausale Situation muss das weibliche Geschlechtshormon (17-Beta-Estradiol) kontinuierlich erniedrigt und das zentral vom Gehirn ausgeschüttete follikelstimulierende Hormon (FSH) deutlich erhöht sein. Wenn eine Frau jedoch angibt, seit mehr als einem Jahr keine Periodenblutung mehr zu haben, kann bereits klinisch entschieden werden, dass eine postmenopausale Situation besteht. Alle Patientinnen, die seit weniger als einem Jahr keine

Regelblutung mehr haben, werden als perimenopausale Patientinnen bezeichnet (sich in den Wechseljahren befindend).

Beim Alter der Patientin unterscheidet man die Situation vor, während und nach den Wechseljahren.

11.5.1 Rezidive beim luminalen Brustkrebs

Entscheidend wichtig für die Überlebensanalyse bei hormonrezeptorpositivem Brustkrebs ist, dass die Rezidive der Erkrankung nicht wie bei triple-negativen Brustkrebserkrankungen und Her2-positiven Brustkrebserkrankungen innerhalb der ersten 5 Jahre stattfinden, sondern sich über einen sehr langen Zeitraum erstrecken können. Allen Brustkrebsexperten sind Beispiele in Erinnerung, bei denen betroffene Frauen auch nach 20 oder 30 Jahren mit einem Rezidiv der Erkrankung z. B. im Knochen sich wieder vorstellen und bei der Durchsicht der Brüste keine erneute Erkrankung derselben festgestellt werden kann. Diese langsam dahindämmernden Tumorzellen, die wahrscheinlich vor allem im Knochenmark überwintern, werden deswegen auch *Schläferzellen* (englisch: dormant cells) genannt. Aus diesem Grund lohnt sich hier besonders die 5- und 10 Jahres-Analysen für hormonrezeptorpositiven Brustkrebs zu vergleichen.

> **Beim luminalen Brustkrebs können Rezidive leider auch noch nach vielen Jahren entstehen.**

Wegen der möglichen Spätrezidive wurden auch Langzeittherapien in Studien untersucht. Als man mit antihormonellen Therapien begonnen hatte, wurden zunächst 1-jährige, dann 3-jährige und schließlich 5-jährige Therapieintervalle empfohlen. Mittlerweile zeigen Analysen von endokrinen Behandlungen über 10 Jahre, dass die Rezidivgefahr für hormonrezeptorpositiven Brustkrebs deutlich durch die verlängerte Behandlung verringert werden kann. Bei diesen 10-Jahrestherapiestudien wurden vor allem die Patientinnen mit einer risikoreichen Grundkonstellation der Tumorerkrankung (z. B. Patientinnen mit befallenen Lymphknoten) als solche identifiziert, die von einer verlängerten Therapie besonders profitieren. Einzelne Genexpressionsprofile scheinen besonders das späte Rezidivrisiko untersuchen zu können. Bei letzterem sind jedoch weitere prospektive Studien zu fordern, welche diese Aussagen genau überprüfen. Momentan sind auch Studien am Laufen, welche noch längere Zeiträume als 10 Jahre untersuchen. Sie dürfen gespannt sein, was uns diese Studien verraten.

11.5.2 Medikamentöse Therapie der prämenopausalen Frau

Das zentrale Medikament in der medikamentösen prämenopausalen Brustkrebstherapie heißt Tamoxifen. Tamoxifen ist ein sogenannter selektiver Oestrogenrezeptormodulator, d. h. es bindet an den Oestrogenrezeptor und besetzt diesen, sodass Oestrogene nicht mehr andocken können. Im Gegensatz zu den natürlichen Oestrogenen führt Tamoxifen jedoch nicht zu einer Aktivierung des Oestrogenrezeptors in der

Tumorzelle. Oestrogen wird 1 Mal pro Tag als Tablette über einen Zeitraum von 5 bis 10 Jahren (je nach individueller Risikokonstellation) eingenommen.

> **Tamoxifen ist das zentrale Medikament bei prämenopausalen Brustkrebspatientinnen mit luminalen Tumoren.**

In den letzten 20 Jahren wurden viele Studien durchgeführt, welche die Rolle der Unterdrückung der Eierstockfunktion bei prämenopausalen Patientinnen untersuchten. Die älteste antihormonelle Therapie wurde um 1890 durchgeführt und beinhaltete die operative Entfernung der Eierstöcke. Heutzutage kann man die Eierstöcke gezielt medikamentös ausschalten durch sogenannte GnRH-Analoga, welche alle 4 oder 12 Wochen in die Bauchdecke gespritzt werden. Bis heute ist unklar, ob die Gabe von GnRH-Analoga zusätzlich zur Tamoxifentherapie einen Vorteil für alle Patientinnen in der prämenopausalen Situation ist. Zusätzlich dazu führen die GnRH-Analoga zu einem vermehrten Auftreten von Nebenwirkungen (unten).

Es scheint, dass besonders junge Patientinnen tatsächlich von dieser zusätzlichen Therapie profitieren, jedoch nicht alle Patientinnen. Die besonders jungen Patientinnen wurde in den Studien als jünger 35 Jahre definiert.

Unklar ist weiterhin, ob eine Patientin mit einem hohen Rezidivrisiko ebenfalls von der zusätzlichen GnRH-Analogatherapie profitiert.

Auf jeden Fall sollten GnRH-Analoga angewendet werden, wenn eine medikamentöse Therapie mit Tamoxifen nicht möglich erscheint.

> **Die zusätzliche medikamentöse Unterdrückung der Eierstöcke durch GnRH-Analoga scheint nur bei sehr jungen Patientinnen einen Nutzen zu bringen. Diese Behandlung erhöht aber auch die Nebenwirkungen.**

Die Kombination von GnRH-Analoga und Aromatasehemmstoffen („postmenopausale Situation") wird momentan sehr kritisch diskutiert. Zwar scheint eine sehr gute Effektivität vorhanden zu sein, welche in bestimmten Patientengruppen (sehr junge Patientinnen) sogar die Kombination von GnRH-Analoga und Tamoxifen übersteigt. Allerdings geht diese Kombination mit schwerwiegenden Nebenwirkungen einher (sexuelle Dysfunktion, Osteoporose), sodass keine generelle Empfehlung zu dieser Medikamentenkombination ausgesprochen wurde.

11.5.3 Medikamentöse Therapie der postmenopausalen Frau

Bei postmenopausalen Frauen stand über viele Jahrzehnte das Medikament Tamoxifen im Mittelpunkt (siehe prämenopausale Situation). Weiterhin hat dieses Medikament einen wichtigen Stellenwert in der medikamentösen antihormonellen Therapie von hormonrezeptorpositiven Brustkrebserkrankungen. Vor 20 Jahren wurden Aromatosehemmstoffe für die Therapie von hormonrezeptorpositiven Brustkrebserkrankungen entdeckt. In aufwendigen Studien konnte gezeigt werden, dass diese zu einer Verminderung der Brustkrebsrezidive führen und auch Todesfälle vermeiden können. Somit sollte heutzutage ein Aromatasehemmstoff in die Therapie eingebunden werden. Da Aromatasehemmstoffe mit spezifischen Nebenwirkungen einhergehen können (s. u.), sollte wenn möglich eine Kombination aus Tamoxifen und einem

Aromatasehemmstoff gewählt werden. Grundsätzlich gilt: je höher das Rezidivrisiko, desto früher sollte der Aromatasehemmstoff eingesetzt werden.

Die Dauer der antihormonellen Therapie variiert je nach Rezidivrisiko zwischen 5 und 10 Jahren. Wie lange jeweils Tamoxifen oder der Aromatasehemmstoff in welcher klinischen Situation angewendet werden sollen, ist Streitpunkt vieler Kongresse und Diskussionsrunden.

> **Aromatasehemmstoffe ohne GnRH-Analogatherapie dürfen nicht bei Patientinnen vor den Wechseljahren durchgeführt werden, da sie die Eierstöcke stimulieren können, auch wenn keine Menstruation mehr vorhanden ist.**

11.5.4 Therapietreue der Patientinnen

Ein großes Problem der antihormonellen Therapie besteht in der sogenannten Therapietreue (englisch: *compliance* oder *adherence*) der Patientinnen. Damit ist gemeint, ob die Patientinnen die Medikamente tatsächlich einnehmen oder nicht.

Intensive Untersuchungen der letzten Jahre haben uns gezeigt, dass nach 3 Jahren einer endokrinen Behandlung von postmenopausalen Brustkrebspatientinnen nur noch 60 % der Patientinnen tatsächlich die von ihnen verordneten Medikamente einnehmen. 40 % der Patientinnen haben entweder in Absprache mit ihrem behandelnden Arzt die Einnahme der Medikamente eingestellt oder auf eigenen Wunsch diese abgesetzt, ohne ihren Arzt vorher zu kontaktieren. Wenn die Medikamente nicht mehr eingenommen werden, können sie auch nicht wirken. Das Risiko für die Entwicklung eines Rezidivs steigt also. Dementsprechend erscheint es fast wichtiger, die Patientinnen zu motivieren, die endokrinen Medikamente einzunehmen oder mit ihnen Wege zu finden, die vorhandenen Nebenwirkungen positiv zu beeinflussen, als immer neue Medikamente mit verbesserter Wirkung auf den Markt zu bringen.

Natürlich muss eine medikamentöse Dauertherapie einer Brustkrebserkrankung immer wieder auf den Prüfstand gestellt werden, ob die möglicherweise vorhandenen Nebenwirkungen der Therapie für die jeweilige Patientin individuell noch vertretbar erscheinen. Insbesondere muss hierbei beachtet werden, wie hoch das Rezidivrisiko für die jeweilige Patientin und die Verbesserung der Prognose durch die endokrine Therapie tatsächlich sind. Wenn diese Risiko-Nutzen-Analyse zuungunsten des Nutzens ausfällt, sollte jederzeit die Möglichkeit eines Abbruchs der Therapie mit der Patientin konstruktiv diskutiert werden.

Die häufig von Patientinnen formulierte Frage: „Wie hoch ist denn noch mein Risiko, wenn ich jetzt nach 3 Jahren die Therapie beende?" kann von keinem Onkologen der Welt mit zufriedenstellender Sicherheit beantwortet werden. Wir wissen lediglich, dass das Risiko geringer wäre, wenn die Medikamente weiter eingenommen werden würden.

11.5.5 Nebenwirkungen endokriner Therapien

Da endokrine Therapien über viele Jahre eingenommen werden, ist eine Beurteilung der kurz- und mittelfristigen sowie der langfristigen Nebenwirkungen von besonderer Bedeutung. Allen endokrinen Therapien gemein ist die Ausschaltung der Funktion der weiblichen Geschlechtshormone im Körper der Patientinnen. Dementsprechend können spezifische Symptome der Wechseljahre als Nebenwirkungen auftreten, welche sich sehr unterschiedlich bemerkbar machen können.

> **Endokrine Therapien können vor allem typische Beschwerden der Wechseljahre verursachen.**

Typische Wechseljahresbeschwerden sind: Hitzewallungen, Schlafstörungen, Depressionen, Gelenk- und Muskelbeschwerden, vaginale Trockenheit, Schmerzen beim Geschlechtsverkehr, Verlust der Libido (Verlangen nach Geschlechtsverkehr) und Haarausfall. Darüber hinaus kann es zu medikamenten-spezifischen Nebenwirkungen kommen.

Typische Nebenwirkungen von Tamoxifen

Neben den oben genannten Wechseljahresbeschwerden kann Tamoxifen Thrombosen oder Embolien hervorrufen, insbesondere wenn eine Risikosituation vorliegt. Das Risiko ist etwas höher einzuschätzen als bei der Antibaby-Pille. Weitere Nebenwirkungen können in der Entwicklung klimakterischer Beschwerden liegen, wobei das Risiko höher ist als bei den Aromatasehemmstoffen. Selten können Sehstörungen entstehen. Als seltenes aber bedeutendes Risiko ist die erhöhte Rate an Gebärmutterschleimhautkrebserkrankungen zu nennen, da diese wiederum operativ behandelt werden müssen.

Kontraindikationen für den Einsatz von Tamoxifen sind ein Zustand nach oder ein hohes Risiko für thromboembolische Ereignisse, d. h. Thrombosen oder Lungenembolien oder Schlaganfälle.

Typische Nebenwirkungen von Aromatasehemmstoffen

Alle Aromatasehemmstoffe können Wechseljahresbeschwerden verursachen. Des Weiteren können sie zu schwerwiegenden Gelenk- und Muskelschmerzen führen (Arthralgien, Myalgien). Typischerweise treten diese in den großen Gelenken auf (Ellenbogen, Schulter, Hüfte).

Je länger Aromatasehemmstoff eingenommen werden, desto höher ist das Risiko für die Entwicklung von Knochenschwund (Osteoporose). Neuere Studien haben gezeigt, dass sich bei ca. jeder fünften Patientin unter einer Langzeittherapie von 5 Jahren eine manifeste Osteoporose ereignet. Aus diesem Grund empfehlen die aktuellen Leitlinien eine sorgfältige Überprüfung des Risikos für die Entwicklung einer Osteoporose und bei erhöhtem Risiko (wobei die Aromatasehemmstofftherapie bereits als erhöhtes Basisrisiko gilt) eine zusätzliche knochenschützende Therapie mit Bisphosphonaten oder dem Antikörper Denosumab (▶ Abschn. 11.5.11 „Knochengerichtete Therapien").

Typische Nebenwirkungen von GnRH-Analoga

GnRH-Analoga können bei jungen Frauen schwere klimakterische Beschwerden verursachen, die eine Einschränkung der Lebensqualität hervorrufen können.

Da das Medikament regelmäßig in die Bauchdecke gespritzt wird, können dort Blutergüsse und Abszesse entstehen.

11.5.6 Überlebensanalyse hormonrezeptorpositive, HER2-negative niedrigproliferative Brustkrebserkrankungen (Luminal A-like) der prämenopausalen Frau

pT1c pN0 G1 HER2 neg., HR positiv, Ki67 10 %	5-Jahresüberleben (x/100 Pat.)	10-Jahresüberleben (x/100 Pat.)
Basiswahrscheinlichkeit (ohne medikamentöse Therapie; nur OP und Radiatio)	97,9	94,5
Verbesserung durch Chemotherapie	0,3	0,4
Verbesserung durch Antikörper	0	0
Verbesserung durch endokrine Therapie	0,4	1,1
Versterben	1,4	4

pT1c pN1 G1 HER2 neg., HR positiv, Ki67 10 %	5-Jahresüberleben (x/100 Pat.)	10-Jahresüberleben (x/100 Pat.)
Basis	96,4	84,4
Verbesserung durch Chemotherapie	0,7	1,7
Verbesserung durch Antikörper	0	0
Verbesserung durch endokrine Therapie	0,9	2,2
Versterben	2	11,7

pT1c pN2 G1 HER2 neg., HR positiv, Ki67 10 %	5-Jahresüberleben (x/100 Pat.)	10-Jahresüberleben (x/100 Pat.)
Basis	92,4	81,1
Verbesserung durch Chemotherapie	1,7	4,1
Verbesserung durch Antikörper	0	0

pT1c pN2 G1 HER2 neg., HR positiv, Ki67 10 %	5-Jahresüberleben (x/100 Pat.)	10-Jahresüberleben (x/100 Pat.)
Verbesserung durch endokrine Therapie	2,1	5
Versterben	3,8	9,8

11.5.7 Überlebensanalyse hormonrezeptorpositive, HER2-negative hochproliferative Brustkrebserkrankungen (Luminal B-like) der prämenopausalen Frau

pT1c pN0 G3 HER2 negativ HR positiv Ki67 >40 %	5-Jahresüberleben (x/100 Pat.)	10-Jahresüberleben (x/100 Pat.)
Basiswahrscheinlichkeit (ohne medikamentöse Therapie; nur OP und Radiatio)	92	80,1
Verbesserung durch Chemotherapie	1,7	4,3
Verbesserung durch Antikörper	0	0
Verbesserung durch endokrine Therapie	2,3	5,3
Versterben	4	10,3

pT1c pN1 G3 HER2 negativ HR positiv Ki67 >40 %	5-Jahresüberleben (x/100 Pat.)	10-Jahresüberleben (x/100 Pat.)
Basis	84,2	63,3
Verbesserung durch Chemotherapie	3,6	8,1
Verbesserung durch Antikörper	0	0
Verbesserung durch endokrine Therapie	4,6	9,5
Versterben	7,6	19,1

pT1c pN2 G3 HER2 negativ HR positiv Ki67 >40 %	5-Jahresüberleben (x/100 Pat.)	10-Jahresüberleben (x/100 Pat.)
Basis	65,7	33
Verbesserung durch Chemotherapie	7,9	14,3
Verbesserung durch Antikörper	0	0
Verbesserung durch endokrine Therapie	9,3	13,7
Versterben	17,1	39

11.5.8 Überlebensanalyse hormonrezeptorpositive, HER2-negative niedrigproliferative Brustkrebserkrankungen (Luminal A-like) der postmenopausalen Frau

pT1c pN0 G1 HER2 neg., HR positiv, Ki67 10 % (Luminal A-like)	5-Jahresüberleben (x/100 Pat.)	10-Jahresüberleben (x/100 Pat.)
Basiswahrscheinlichkeit (ohne medikamentöse Therapie; nur OP und Radiatio)	95,6	88,1
Verbesserung durch Chemotherapie	0	1
Verbesserung durch Antikörper	0	0
Verbesserung durch endokrine Therapie	1	212
Versterben	3,4	−201,1

pT1c pN1 G1 HER2 neg., HR positiv, Ki67 10 % (Luminal A-like)	5-Jahresüberleben (x/100 Pat.)	10-Jahresüberleben (x/100 Pat.)
Basis	94	84,4
Verbesserung durch Chemotherapie	1	2
Verbesserung durch Antikörper	0	0
Verbesserung durch endokrine Therapie	1	2
Versterben	4	11,6

pT1c pN2 G1 HER2 neg., HR positiv, Ki67 10 % (Luminal A-like)	5-Jahresüberleben (x/100 Pat.)	10-Jahresüberleben (x/100 Pat.)
Basis	89,8	74,9
Verbesserung durch Chemotherapie	2	4
Verbesserung durch Antikörper	0	0
Verbesserung durch endokrine Therapie	2	5
Versterben	6,2	16,1

11.5.9 Überlebensanalyse hormonrezeptorpositive, HER2-negative hochproliferative Brustkrebserkrankungen (Luminal B-like) der postmenopausalen Frau

pT1c pN0 G3 HER2 negativ HR positiv Ki67 >40 % (Luminal B-like)	5-Jahresüberleben (x/100 Pat.)	10-Jahresüberleben (x/100 Pat.)
Basiswahrscheinlichkeit (ohne medikamentöse Therapie; nur OP und Radiatio)	89,4	73,9
Verbesserung durch Chemotherapie	2,3	3,9
Verbesserung durch Antikörper	0	0
Verbesserung durch endokrine Therapie	1,9	5,3
Versterben	6,4	16,9

pT1c pN1 G3 HER2 negativ HR positiv Ki67 >40 % (Luminal B-like)	5-Jahresüberleben (x/100 Pat.)	10-Jahresüberleben (x/100 Pat.)
Basis	81,3	57,6
Verbesserung durch Chemotherapie	3,8	8,1
Verbesserung durch Antikörper	0	0
Verbesserung durch endokrine Therapie	4,7	9,2
Versterben	10,2	25,1

pT1c pN2 G3 HER2 negativ HR positiv Ki67 >40 % (Luminal B-like)	5-Jahresüberleben (x/100 Pat.)	10-Jahresüberleben (x/100 Pat.)
Basis	62,5	28,7
Verbesserung durch Chemotherapie	8,2	13,7
Verbesserung durch Antikörper	0	0
Verbesserung durch endokrine Therapie	9,4	13
Versterben	19,9	44,6

11.5.10 Resistenz gegen die Medikamente beim luminalen Brustkrebs

Ein Problem der antihormonellen Therapie ist die Möglichkeit, dass die Tumorzellen resistent gegen die Medikamente werden können. Einige der Resistenzmechanismen konnten bereits identifiziert und erforscht werden. Es könnte sein, dass zukünftig Medikamente in die antihormonelle Therapie integriert werden, welche der Resistenzbildung der Tumorzellen entgegenwirken sollen. In der metastasierten Situation von Brustkrebserkrankungen haben diese Medikamente bereits Einzug gehalten (z. B. mTOR- oder CDK 4/6-Inhibitoren).

11.5.11 Knochengerichtete Therapien

Brustkrebszellen im Allgemeinen und luminale Tumoren im Speziellen haben eine besondere Affinität zum Knochen und können Tochtergeschwulste in diesem Organ ausbilden (Knochenmetatsasen). In der Wissenschaft wird momentan die Möglichkeit diskutiert, dass sogenannte Tumostammzellen sich im Knochenmark niederlassen (sogenannte disseminierte Zellen), dort überwintern und zu einem teilweise viel späteren Zeitpunkt ein Rezidiv ausbilden. Des Weiteren wissen wir, das Chemo- aber vor allem endokrine Therapien der Knochenstruktur schaden können. Die Krebstherapie induzierte Osteoporose ist ein eigenes Krankheitsbild geworden, welches immer mehr an Bedeutung gewinnt, da zum Glück dank moderner Therapieverfahren immer mehr Patienten ihre Krebserkrankung überleben.

Studien konnten zeigen, dass eine Stabilisierung des Knochenstoffwechsels eine Verringerung der Ausbildung von Knochenmetastasen erzielen kann. Dazu reicht es nicht aus, viel Sport zu betreiben oder Kalzium und Vitamin D einzunehmen. Medikamente, die bereits seit vielen Jahren in der Behandlung des Knochenschwunds im Alter (Osteoporose) eingesetzt werden, können hier jedoch helfen. Die Bisphosphonate sind Wirkstoffe, welche die knochenabbauenden Zellen hemmen, sodass der Knochenaufbau überwiegt. Sie können entweder als Tablette täglich (Wirkstoff Clodronat) oder als Infusion zweimal pro Jahr (Wirkstoff Zoledronat) eingenommen werden. In den Studien konnte hierdurch eine signifikante Verringerung der Rate an Knochenmetastasen und ein dadurch verlängertes Gesamtüberleben für die behandelte Gruppe herausgearbeitet werden. Als positiver Nebeneffekt konnte auch eine Verbesserung der Knochendichte und eine Verringerung der Frakturrate erzielt werden.

Auch der Antikörper Denosumab (gerichtet gegen RANK-L) hat einen positiven Effekt auf Knochendichte und Rezidivgefahr. Allerdings sind die Studien diesbezüglich noch nicht vollständig abgeschlossen.

Nebenwirkungen der knochengerichteten Therapie

Typische aber sehr seltene Nebenwirkungen für die täglichen Tabletten sind Durchfall und Übelkeit. Bei den intravenösen Gaben können bei den ersten Infusionen grippeähnliche Symptome entstehen, die später aber in aller Regel nicht mehr vorhanden sind.

Bisphosphonate und erst Recht Denosumab sollten immer zusammen mit Kalzium eingenommen werden, da kurzfristig ein schwerer Kalziummangel resultieren kann.

Die gefürchteten Knochennekrosen des Kiefers treten in der hier verwendeten Dosierung so gut wie gar nicht auf (<1 % der behandelten Patientinnen). Trotzdem sollte ein Zahnarzt vor Beginn der Behandlung den Zahnstatus erfassen und ggf. eine Zahnsanierung durchführen. Unter der knochengerichteten Therapie sollte auf Zahnhygiene besonders geachtet werden.

11

Strahlentherapie

© Prof. Dr. Florian Schütz, Prof. Dr. Christof Sohn 2018
F. Schütz, C. Sohn, *Erste Hilfe bei Brustkrebs*, WissenKompakt Medizin,
https://doi.org/10.1007/978-3-662-55703-7_12

Neben der Operation stellt die Bestrahlung der Brust die zweite Möglichkeit dar, Brustkrebs lokal zu behandeln. Nach über 40 Jahren Nachbeobachtungszeit konnten die internationalen Studien zur brusterhaltenden Therapie von Brustkrebserkrankungen zeigen, dass die Rezidivraten bei der brusterhaltenden Therapie nahezu so gut sind, wie nach einer Brustentfernung (Mastektomie oder Ablatio), wenn nach der Operation eine Bestrahlung der noch vorhandenen Brust durchgeführt wurde. Dies mag am ehesten daran liegen, dass auch in anderen nicht operierten Anteilen der Brustdrüse kleinste Tumorherde entstanden sind, welche durch die Bestrahlung komplett eliminiert oder derart beschädigt werden, dass das Immunsystem in der Lage ist, sich den restlichen Zellen anzunehmen. Seit diesen Tagen ist die brusterhaltende Operation streng verknüpft mit der Indikation zur postoperativen Strahlentherapie.

In den letzten 40 Jahren stand die Wissenschaft jedoch nicht still! Viele Studien wurden durchgeführt, um die Intensität der Strahlentherapie möglichst weit zurückzufahren und zum anderen um zu überprüfen, ob bestimmte Patientinnen vielleicht gar nicht bestrahlt werden müssen. Diese beiden Fragen beschäftigen die Strahlentherapeuten (Radioonkologen) bis heute. Eine moderne Strahlentherapie wägt dementsprechend sehr genau ab, ob bei einer Patientin eine Standardstrahlentherapie notwendig ist oder auch eine kürzere Bestrahlungszeit ermöglicht werden kann (Hypofraktionierung). Des Weiteren sollte bei jeder Patientin beurteilt werden, ob das ehemalige Tumorbett eine intensivierte Bestrahlung bekommen sollte (sog. Boost), welcher zwar das Rezidivrisiko vermindert, jedoch einen negativen Einfluss auf die Hauttoxizität und das kosmetische Ergebnis haben kann. In den letzten Jahren wurde die intraoperative Bestrahlungstechnik eingeführt, welche in Studien zeigen konnte, dass sie die Boostbestrahlung ersetzen kann und somit die absolute Bestrahlungszeit um ca. 1 Woche verkürzt. Des Weiteren scheint es so zu sein, dass bei Patientinnen mit einer speziellen Konstellation sogar die intraoperative Strahlentherapie alleine ausreichend ist und im Nachgang keine Bestrahlung der Brust mehr durchgeführt werden muss.

Bei der intraoperativen Bestrahlung wird lediglich die Boostbestrahlung vorweggenommen. Es besteht in der Regel weiterhin eine Indikation zur Bestrahlung der Brust nach der Operation.

Weitere neue Entwicklungen sind die atemabhängige Bestrahlung der Brust, welche die ohnehin seltenen Schädigungen von Lunge oder Herz vermeiden sollen. Diese Technik hat sich aber bisher nicht allgemein durchgesetzt, da der absolute Vorteil dieser Methode bisher in Studien nicht gezeigt werden konnte.

12.1 Zum Ablauf einer Bestrahlung

12.1.1 Planung und Aufklärung

In der Regel werden Bestrahlungen 4 bis 10 Wochen nach einer Operation oder der letzten Gabe einer Chemotherapie durchgeführt. Bevor jedoch die erste Strahlendosis appliziert werden kann, bedarf es einer sorgfältigen Planung der Bestrahlung und einer Aufklärung der Patientin. Dementsprechend wird bei dem ersten Termin zunächst die Bestrahlung und die damit möglicherweise verbundenen Nebenwirkungen sorgfältig erklärt und den Patientinnen die Möglichkeit gegeben, Fragen zu stellen.

Stimmt die Patientin nach der Aufklärung und nach der Beantwortung aller ihrer Fragen der Bestrahlung zu, unterschreibt sie den Aufklärungsbogen. Nun wird eine Computertomographie veranlasst, die noch am selben Tag oder im Laufe der nächsten Tage durchgeführt wird, um den Brustkorb der Patientin und die Brust selbst zu vermessen. Hierbei wird die Patientin auf einem speziellen Brett gelagert, an dem bestimmte Fixpunkte eingestellt werden können, welche dann auch bei der Bestrahlung wieder abgerufen werden. Somit ist sichergestellt, dass bei der Bestrahlung die Patientin genauso gelagert wird wie bei der Planungscomputertomographie. Die Gabe eines Kontrastmittels ist für die Computertomographie nicht notwendig. Bitte bedenken Sie, dass bei der Planungscomputertomographie zwar eine gewisse Beurteilung der mitabgebildeten Organe (Lunge, Mediastinum, Anteile der Leber) möglich sind, diese Computertomographie bezüglich ihrer Qualität und ihrer Durchführung jedoch keine optimale Untersuchung darstellt, um die o. g. Organe radiologisch genau abzuklären. Ergeben sich jedoch Auffälligkeiten der Planungscomputertomographie, müssen diese in weiteren bildgebenden Verfahren genauer abgeklärt werden.

12.2 Durchführung der Bestrahlung

Nach der Durchführung des Planungs-CTs wird ein Computertomogramm die Strahlentherapie Ihrer Brust berechnen. Bei der ersten Bestrahlungssitzung werden Sie entsprechend der Vorgaben der Computertomographie gelagert und dann in das Bestrahlungsgerät hineingefahren bzw. das Bestrahlungsgerät wird um sie herum positioniert. Nach dem alle Vorbereitungen getroffen worden sind, verlässt das medizinische Personal den Raum, hat Sie aber weiterhin über Kameras unter ständiger Kontrolle. Die nun folgende Bestrahlungszeit beträgt nur wenige Minuten, in denen Sie möglichst ruhig so liegen bleiben sollen, wie Sie vom medizinischen Personal gelagert worden sind. Wenn die Bestrahlungszeit vorüber ist, wird das medizinische Personal die Geräte wieder abbauen und Ihnen aufhelfen.

Bestrahlt wird in aller Regel an jedem Werktag. Ihrer Haut wird an 2 Tagen (in der Regel das Wochenende) Gelegenheit gegeben, sich von den Folgen der Bestrahlung zu erholen.

12.3 Nebenwirkungen der Strahlentherapie

Bestrahlungen werden dank der modernen Technik heutzutage in aller Regel sehr gut vertragen. Die häufigsten Nebenwirkungen, über die Patientinnen berichten, sind Hautreaktionen, welche sich in Form von Rötungen und Schwellungen einstellen können. Diese Hautveränderungen ähneln einem Sonnenbrand. Häufig gehen die Hautreaktionen mit einer Müdigkeit einher. Die Hautreaktionen treten akut auf und können während der gesamten Bestrahlungszeit und auch noch in den ersten Wochen danach weiterhin vorhanden sein. Beim Auftreten der ersten Hautrötungen sollten Sie direkt das Pflegepersonal oder die behandelnden Ärzte ansprechen, damit Gegenmaßnahmen eingeleitet werden können.

In sehr seltenen Fällen kann es trotz modernster Planungen der Bestrahlung zu einer Schädigung der Lunge (Lungenfibrose) oder des Herzens kommen. Diese Schädigungen entwickeln sich erst im Laufe der Jahre nach der Bestrahlung und können dann zu teilweise schwerwiegenden Komplikationen führen. Da Strahlenschädigungen tiefer liegender Organe durch die Planung der Bestrahlung mittels Computertomographie heutzutage nur noch sehr selten auftreten, überwiegt der Nutzen der Strahlentherapie die nicht vollständig zu eliminierenden Risiken.

12.4 Strahlentherapeutische Nachsorge

Es besteht eine gesetzliche Verpflichtung, die Folgen der Strahlentherapie einmal im Jahr zu beurteilen und zu dokumentieren. Einige strahlentherapeutische Einrichtungen haben diese Aufgabe an die behandelnden niedergelassenen Ärzte delegiert, andere führen sie weiterhin selbst durch. Von entscheidender Bedeutung ist es hier, Langzeittoxizitäten auszuschließen und, falls diese sich doch zeigen, früh zu diagnostizieren.

12

Wege der Krankheitsverarbeitung

© Prof. Dr. Florian Schütz, Prof. Dr. Christof Sohn 2018
F. Schütz, C. Sohn, *Erste Hilfe bei Brustkrebs,* WissenKompakt Medizin,
https://doi.org/10.1007/978-3-662-55703-7_13

13.1 Psychoonkologie

Die moderne Psychoonkologie beschäftigt sich vorwiegend damit, welche seelischen Auswirkungen körperliche Krebskrankheiten haben. Die Psychoonkologen versuchen dabei zu helfen, die Krebserkrankung und ihre seelischen Folgen zu bewältigen.

Interessanterweise geht die Mehrzahl der Brustkrebspatientinnen davon aus, dass psychische Belastungen die Ursache ihrer Erkrankung seien. 30 % dieser Frauen wiederum verbanden ihre Krankheit mit einer Vorstellung von Schuld und Strafe. Insbesondere diesen Frauen muss gezeigt werden, dass keine wissenschaftlich seriösen Untersuchungen zeigen konnten, dass eine besondere psychische Belastung eine Krebserkrankung auslösen kann. Das menschliche Gedächtnis reagiert sehr stimmungsabhängig: Befinden wir uns in einer sehr angstvollen oder verzweifelten Situation, werden viele Gedächtnisinhalte aus der Vergangenheit aktiviert, die ebenso mit einer solchen Stimmung verbunden waren.

Die meisten an Brustkrebs erkrankten Frauen fallen rasch nach der Diagnosestellung in ein unerträgliches Grübeln, dass sie nachts wach bleiben lässt. „Warum ich?" – „Warum jetzt?" – „Was habe ich falsch gemacht?". Diese Fragen stellen einen mehr als verständlichen Versuch der Betroffenen dar, wieder Kontrolle in eine als unkontrollierbar erlebte Situation zu bringen. Oftmals laufen die Gedanken jedoch auch in eine falsche Richtung und bringen böse Geister der Vergangenheit hervor.

Bei jeder schwerwiegenden Erkrankung durchläuft eine betroffene Frau 4 psychische Phasen, die zusammengenommen als Trauerprozess in der Psychoonkologie bezeichnet werden. Die Phasen werden in aller Regel in der nun vorgestellten Reihenfolge durchlaufen, müssen diese aber nicht. Auch Rückschritte in eine bereits durchlebte psychische Phase können vorkommen.

■ 1. Schockphase

Die Diagnosemitteilung an Brustkrebs erkrankt zu sein, führt häufig in einen Schockzustand. Die betroffenen Frauen fühlen sich wie betäubt, verlieren ggf. ihr Realitätsgefühl, fühlen sich wie im falschen Film. Es kann zu heftigen Gefühlsausbrüchen kommen, welche als peinlich oder unangemessen erlebt werden können. Die Frauen haben Angst vor dem Verlust der körperlichen Unversehrtheit und vor dem Verlust von Aktivitäten im beruflichen, sozialen und familiären Leben.

■ 2. Protestphase

Diese Phase ist gekennzeichnet von innerer Auflehnung und Zweifeln. Die betroffenen Frauen sind regelrecht getrieben von einer nervösen Rastlosigkeit, die sich häufig darin äußert, noch weitere Ärzte aufzusuchen, um die schlimme Diagnose als Irrtum zu demarkieren. Häufig stellt sich eine psychische Labilität ein, die mit Wein- und Angstattacken und einem vermehrten Schamgefühl einhergehen können. Angehörige, Ärzte und Pflegende werden zum Teil als Blitzableiter benutzt.

■ 3. Anerkennungsphase

Wenn die Diagnose der Brustkrebserkrankung als Realität akzeptiert wird, kommen die möglichen Auswirkungen der weiterführenden Therapie in den Fokus der betroffenen Frauen. Die weiteren vorhandenen Ängste werden konkreter und manifestieren sich z. B. in den Verlust einer Brust oder dem vorzeitigen Beginn der Wechseljahre durch die notwendigen Therapien. Insbesondere die Angst vor einem vorzeitigen Alterungsprozess und den damit einhergehenden körperlichen Veränderungen auch in Bezug auf die Partnerschaft können im Vordergrund stehen. Jüngere Frauen sehen sich unter Umständen damit konfrontiert, keine Kinder mehr bekommen zu können. Häufig treten auch soziale, partnerschaftliche und sexuelle Verlustängste auf. Die eigene Hilflosigkeit führt dann zu einer Suche nach Erklärungen für das Unerklärliche. Da zumeist keine körperlichen Erklärungen gefunden werden können, scheint die Psychologisierung der Erkrankung einen Ausweg aus dem Gefühl des Kontrollverlustes zu bieten. Besonders hier ist es wichtig, die Frauen vor einem weiteren Schaden zu bewahren, da dieses Denkmuster häufig zu einem Symbol für das persönliche Versagen oder für das Versagen wichtiger Menschen in ihrem Umkreis mutiert.

■ 4. Auflösungsphase

Wenn die medizinische Behandlung abgeschlossen ist und die Krankheit mit ihren Konsequenzen für die weitere Zukunft akzeptiert werden kann, kommt es zu einem psychischen Umdenken der Patientinnen, das sich darin manifestiert, dass nicht mehr die Frage des „Warums" sondern die Frage des „Wozu" in den Vordergrund kommt. Die Erkrankung wird häufig als Wendepunkt im eigenen Leben gesehen. Die produktive Verarbeitung führt dazu, dass neue Prioritäten im Leben gesetzt werden und eine Konstruktivität anstelle der vorher vorherrschenden destruktiven Gedankenwelt eintritt.

Das Durchlaufen dieser Trauerphasen ist ein natürlicher Mechanismus, um positiv aus einer Krisensituation hervorzugehen. Von äußerster Wichtigkeit ist die Akzeptanz dieser Trauerphasen nicht nur durch die Patientinnen selbst, sondern vor allem durch die Angehörigen und den Freundeskreis. Schnelle Lösungen, die den Normalzustand und die psychische Stabilität der Patientin rasch wiederherstellen sollen, sind hier fehl am Platze.

Die Psychoonkologie sucht deswegen eine Akzeptanz der Gefühle, der Angst und Verzweiflung zu erreichen und die Patientin aus dem möglicherweise eingeschlagenen Weg der Verzweiflung über eigene Fehler und das persönliche Versagen wieder herauszuholen.

Des Weiteren können die modernen Krebstherapien leider auch zu medikamentös bedingten Depressionen führen, die nichts mit einer Krankheitsverarbeitung zu tun haben, sondern fachärztlich weiterbehandelt werden müssen.

Ebenso versucht eine psychoonkologische Beratung, die betroffenen Frauen wieder in einen guten Kontakt zu ihrem Körper kommen zu lassen. Erst wenn die Akzeptanz des eigenen Körpers wieder belebt wird, kann sich eine Frau wieder selbst akzeptieren und ihre Verunsicherungen und Ängste hinter sich lassen. Auch die gelebte körperliche Nähe und Sexualität mit ihrem Partner kann erst dann wieder erfolgen, wenn die betroffenen Frauen mit ihrem eigenen Körper wieder im Reinen sind.

60 bis 70 % aller Brustkrebspatientinnen werden die Krankheit ohne schwerwiegende psychische Beeinträchtigungen überstehen und bedürfen zumeist keiner psychotherapeutischen Intervention. Diesen Frauen mögen Gespräche mit einer Freundin, einem Familienangehörigen oder einem einfühlenden Arzt ebenso viel bringen wie mit einem professionellen Psychotherapeuten. Für diese Patientinnen

ist es wichtig, Fakten und Informationen zu sammeln, um den besten Weg aus der Erkrankung zu finden. Dabei sollten sie ihre Sorgen und Ängste nicht herunterschlucken, sondern gegenüber ihrem Umfeld in einer konstruktiven Gesprächssituation äußern, ohne dabei eine definitive Lösung dieser im Auge zu haben.

Circa 30 % aller Patientinnen haben im Laufe der Erkrankung einen vermehrten Bedarf an einer strukturierten Aufarbeitung des Erlebten und ihrer psychischen Situation.

Neben der Sammlung von Informationen und Fakten sind als weitere, allgemeine Empfehlungen zu nennen:

- Zielgerichtete Entspannung (z. B. Yoga, Meditation, Qi Gong, etc.), um dem Körper seine Mitte wieder zu geben.
- Erhöhte körperliche Aktivität (▶ Abschn. 19.1).
- Vermeidung eines sozialen Rückziehens und Isolation.
- Darüber hinaus können qualifizierte Psychoonkologen helfen, in Einzel-, Paar- und Familiengesprächen den gesamten Verlauf der Erkrankung und das Erlebte aufzuarbeiten und ins richtige Licht zu rücken. Bei den zertifizierten Brustzentren der Deutschen Krebsgesellschaft und der Deutschen Gesellschaft für Senologie ist ein psychoonkologisches Angebot notwendige Grundvoraussetzung für die Vergabe des Zertifikats. In der Regel werden dort während des stationären Aufenthaltes, bei Bedarf jedoch auch früher, ein Angebot des psychotherapeutischen Gesprächs gemacht. Somit wird offen und niedrigschwellig ein Zugang zu einer professionellen Beratung geschaffen. Oftmals reichen 1 oder 2 Gespräche bereits aus, um der Patientin effektiv zu helfen. Bei Bedarf können von hier aus jedoch auch weiterführende ambulante oder sogar stationäre Behandlungen vermittelt werden.

In den letzten Jahren ist in der psychotherapeutischen Forschung immer mehr die Wichtigkeit der Familie und des Freundeskreises in den Fokus gerückt. Krebskranke Frauen mit einem umfangreichen sozialen Netzwerk leiden seltener an Depressionen, da sie durch die Familie und Freunde Zuneigung und Wertschätzung erfahren, was die Bewältigung der Erkrankung und ihrer Therapie fördert. Dementsprechend binden Psychoonkologen immer mehr auch Lebenspartner, Familie und Freunde in die Behandlung ein, um einen optimalen Therapieerfolg zu erzielen. Dies geschieht selbstverständlich nur dann, wenn eine Bereitschaft hierzu besteht.

Insbesondere die Verlustängste der Lebenspartner, aber auch vor allem der Kinder von krebskranken Frauen sollten in diesem Zusammenhang betrachtet und offen angesprochen werden. Seit einigen Jahren existieren hierzu auch spezielle Rehabilitationskliniken, die insbesondere junge Mütter mit kleinen Kindern aufnehmen, um beiden die Möglichkeiten zur Krankheitsbewältigung zu geben. Viele Kinder flüchten sich regelrecht „raus ins Leben", weil sie häufig mit der aktuellen Situation und der Verarbeitung der Erkrankung ihrer Mutter überfordert sind. Auch zu einem späteren Zeitpunkt, wenn die Erkrankung schon einige Jahre zurückliegt, können solche aufarbeitenden Gespräche sinnvoll sein.

Ein wichtiges Ergebnis der Familienforschung ist, dass Kinder, die über die Krankheit der Eltern informiert wurden, weniger Angst und ein geringeres Maß an auffälligem Verhalten zeigten als unaufgeklärte Kinder. Dementsprechend sollten Kinder altersgerecht und in verdaulichen Portionen über die Erkrankung informiert werden. Mögliche Schuldgefühle der Kinder sollten angesprochen und ausgeschlossen werden. Traurigkeit und Gereiztheit der Kinder sind ebenso zu tolerieren, wie dies bei den Betroffenen selbst der Fall ist (s. o.). Die Kinder sollten keine Erwachsenenpositionen einnehmen. Sie sollten Kind bleiben. Für die Kinder sollte der Alltag so gut wie möglich weitergehen, um hier eine Sicherheit und Vertrautheit zu schaffen.

13.2 Selbsthilfegruppen

Der Anspruch moderner Selbsthilfegruppen ist es, betroffene Frauen und ihre Familien mit Wissen, Information, Tipps und Tricks zu versorgen, um ihre Erkrankung nicht passiv zu erleiden, sondern sich ihr aktiv zu stellen. Die Frauen sollen sich über die Möglichkeit dieser Behandlung im Klaren sein und an den Therapieentscheidungen, die über ihr Leben bestimmen, von Anfang an mitentscheiden.

Viele erkrankte Frauen denken jedoch, dass in Selbsthilfegruppen andauernd über die Krankheit gejammert wird oder sie dort mit schwerkranken Menschen konfrontiert werden, sodass sie sich noch kränker fühlen. „Ich brauche keine Selbsthilfegruppe, das schaffe ich schon alleine" ist ein häufig gehörter Satz.

Brustkrebspatientinnen steht heute ein schier unerschöpfliches Informationsangebot im Internet, im Fernsehen sowie in Büchern und Zeitschriften zur Verfügung. Schwierig ist es oft, zwischen seriösen und unseriösen Informationen zu unterscheiden. Natürlich ist es hier vor allen Dingen an den Fachleuten, also den Ärzten, ihr Expertenwissen für die Bewertung der zahllosen Therapievorschläge im Gespräch mit ihren Patientinnen einzubringen. Es gibt aber auch viele Fragen, mit denen die Patientinnen die Ärzte nicht konfrontieren wollen, sodass es oftmals gut ist, bei anderen Frauen um Rat fragen zu können, welche möglicherweise ebenfalls vor diesem Problem standen. Des Weiteren sollen die betroffenen Frauen durch die gemeinsame Wissenssammlung dahin geführt werden, mit den behandelnden Ärzten auf Augenhöhe zu sprechen und in einer Art Partnerschaft gemeinsam gegen die Krebserkrankung zu kämpfen. Ebenso können moderne Selbsthilfegruppen betroffene Frauen darin unterstützen, sich Zweitmeinungen bei anderen Experten einzuholen und seriöse von unseriösen Ratschlägen zu unterscheiden.

Es ist wissenschaftlich erwiesen, dass diejenigen Frauen, die sich aktiv mit ihrer Erkrankung beschäftigen im Laufe der Zeit eine höhere Lebensqualität erreichen, als diejenigen Patienten, welche unwissend in Angst oder zumindest Ungewissheit leben.

In nahezu allen deutschen Städten, aber auch in den ländlichen Regionen gibt es lokale, regionale oder bundesweite Selbsthilfegruppen, in denen sich betroffene Frauen zusammengeschlossen haben. Von diesen Selbsthilfegruppen werden in aller Regel regelmäßige Treffen organisiert, bei denen oftmals lokale Experten kurze Vorträge halten, nach denen gemeinsam diskutiert werden kann. Die bekanntesten bundesweiten Selbsthilfegruppen sind die „Frauenselbsthilfe nach Krebs e.V." und „Mamazone – Frauen und Forschung gegen Brustkrebs e.V.". Die „Mamazonen" haben seit vielen Jahren einen Patientinnenkongress in Augsburg initiiert, an dem viele namhafte deutsche Fachexperten Vorträge zu verschiedenen Themen der Brustkrebsdiagnostiktherapie halten. Des Weiteren wurden Kommunikationsseminare initiiert, welche die

Kommunikation zwischen Patientinnen und Ärzten verbessern sollen („Wie sag ich's meinem Doc!").

Vielen Frauen tut es auch schlichtweg gut, mit anderen Betroffenen reden zu können, welche diese schwerwiegende Lebenserfahrung schon einmal gemacht haben. Da genügt oft schon ein telefonischer Austausch über die Erfahrung mit der bereits abgeschlossenen oder noch bevorstehenden Therapie.

Wenn der Behandlungsmarathon von Operation, Bestrahlung und ggf. Chemotherapie dann abgeschlossen ist und die Zeit danach beginnt, fallen viele Frauen in ein Loch. Was nun? Wird der Krebs wiederkommen? Was kann ich tun um dies zu verhindern? Wie sieht meine weitere familiäre Situation aus? Wie kehre ich wieder in mein soziales Leben zurück? Um sich diesen Fragen aktiv stellen zu können, hilft es manchmal, andere um Rat fragen zu können, um nicht in das „Loch danach" zu fallen.

In den zertifizierten Brustzentren ist die Zusammenarbeit mit einer Selbsthilfegruppe vor Ort ein verpflichtender Punkt in dem geforderten Leistungskatalog der Deutschen Krebsgesellschaft und der Deutschen Gesellschaft für Senologie. Jeder Patientin wird ein Informationsangebot über die Selbsthilfegruppen vor Ort gegeben. Falls dies nicht der Fall ist oder Sie an einem nicht zertifizierten Brustzentrum behandelt wird, fragen sie bitte aktiv nach dieser Information.

Am Brustzentrum des Universitätsklinikums Heidelberg arbeiten wir aktiv mit der „Frauenselbsthilfe nach Krebs e.V." sowie der „Mamazone-Frauen und Forschung gegen Brustkrebs e.V." zusammen. In regelmäßigen Abständen werden in unserem Haus Seminare und Vorträge angeboten.

13

Sozialrechtliche Beratung

© Prof. Dr. Florian Schütz, Prof. Dr. Christof Sohn 2018
F. Schütz, C. Sohn, *Erste Hilfe bei Brustkrebs,* WissenKompakt Medizin,
https://doi.org/10.1007/978-3-662-55703-7_14

Jede Krebspatientin hat gemäß Sozialgesetzbuch einen Anspruch auf eine sozialrechtliche Beratung. Diese umfasst nicht nur die Fragen der möglichen Anschlussheilbehandlung, sondern auch Beratungen zu gesetzlich geregelten Ansprüchen für Haushaltshilfen, Wiedereingliederungsmaßnahmen, Versorgung mit Heil- und Hilfsmitteln, häusliche Krankenpflege, Behindertenausweis etc.

Diese sozialrechtliche Beratung wird in der Regel im Rahmen des stationären Aufenthaltes durch den jeweiligen Sozialdienst der Klinik durchgeführt. Allerdings können diese Beratungen auch zu einem anderen Zeitpunkt erfolgen, z. B. bei Chemotherapien, die vor der Operation durchgeführt werden, oder bei der Strahlentherapie.

14.1 Welche Rechte habe ich?

Eine Krebserkrankung kann im sozialen Leben vieles verändern, z. B. das Arbeitsleben. Es gibt einige wichtige sozialrechtliche Aspekte, zu denen Sie sich beraten lassen sollten.

- Sofort nach einer Krebsbehandlung oder auch später kann beim zuständigen Versorgungsamt ein Antrag auf Schwerbehinderung eingereicht werden. In der Regel wird ein Grad der Behinderung von mindestens 50 % für zunächst 5 Jahre zuerkannt. Nach Ablauf dieser Zeit wird im Rahmen der Heilungsbewährung eine Verlängerung geprüft. Dieser Ausweis bringt Ihnen unter anderem im Arbeitsleben (mehr Urlaub) und steuerliche Vorteile. Er kann Ihnen aber auch unter Umständen bei neu abzuschließenden Versicherungen einen Nachteil bringen. Sie sollten sich diesbezüglich sorgfältig beraten lassen.
- Sollten Sie aufgrund längerer Behandlungszeiten ihrer Arbeit nicht nachgehen können oder körperlich nicht in der Lage sein, in ihrem Beruf zu arbeiten, haben Sie die Möglichkeit, nach Beendigung des Krankengeldbezugs unter bestimmten versicherungsrechtlichen Voraussetzungen, beim zuständigen Rentenversicherungsträger einen Antrag auf Erwerbsminderungsrente zu stellen. Auch hier ist es wichtig, dass Sie bei versicherungsrelevanten und sozialrechtlichen Fragen eine individuelle und umfassende Beratung beim Sozialdienst des Krankenhauses wahrnehmen. Insbesondere ist hierbei entscheidend, wie lange Sie bereits krankgeschrieben sind oder waren. Doch Vorsicht: Dies kann Ihnen auch zum Nachteil gereichen!

14.1.1 Welche Angebote und Hilfen bekomme ich noch?

Krankengeld

Krankengeld (§ 47 SGB V) im Falle der Erwerbsarbeitsunfähigkeit wegen derselben Erkrankung kann in einem Zeitraum von 3 Jahren ab dem Zeitpunkt der Erkrankung für längstens 78 Wochen beantragt werden. Die Lohnfortzahlung wird auf diesen Zeitraum angerechnet, ebenso Übergangsgelder von Rentenversicherungsträgern im Falle einer Rehabilitationsmaßnahme. Krankengeld wird von den Kassen in Höhe von 70 % des Bruttoentgeltes bzw. höchstens 90 % des Nettoeinkommens gezahlt.

Wiedereingliederung

Nach einer gewissen Krankheitsdauer kann mit der Krankenkasse eine **stufenweise Wiedereingliederung** in den Beruf besprochen werden. Voraussetzung dazu ist das positive Votum aller Beteiligten:

- Der Patient muss einverstanden sein.
- Der Arzt muss die medizinischen Voraussetzungen feststellen.
- Die Krankenkasse übernimmt gemeinsam mit dem Arbeitgeber die finanzielle Abwickelung.
- Während dieser Maßnahmen ist man weiterhin arbeitsunfähig. Die Dauer ist von den individuellen gesundheitlichen Anforderungen des Beschäftigten abhängig.

Haushaltshilfe

Eine **Haushaltshilfe** wird nach § 38, Absatz 4 Sozialgesetzbuch V gewährt, wenn Kinder bis zum 12. Lebensjahr im Haushalt versorgt werden müssen und die versorgende Person stationär im Krankenhaus ist, sich einer teilstationären Behandlung unterziehen muss (Chemotherapie oder Strahlentherapie) oder aus sonstigen Krankheitsgründen nicht in der Lage ist, den Haushalt und die Kinder angemessen zu versorgen. Entsprechende Anträge kann man bei den Krankenkassen beziehen. Diese Anträge werden von den Patientinnen ausgefüllt und die gesundheitliche Situation der Patientin vom behandelnden Arzt attestiert.

Heil- und Hilfsmittel

Heil- und Hilfsmittel werden nach Vorlage eines Rezepts von den Krankenkassen bezahlt. Dies umfasst z. B. Brustprothesen, Spezialbüstenhalter und Badeanzüge. Da es hier unterschiedliche Verfahrensregelungen gibt, sollte man bei der jeweiligen Kasse nachfragen, welche Hilfsmittel bezuschusst werden. Dies gilt auch für einen krankheitsbedingten Haarausfall, wie er z. B. bei einer Chemotherapie eintreten kann. Für die notwendigen Perücken zahlen die verschiedenen Kassen unterschiedliche Zuschüsse.

Grundsätzlich muss jeder Versicherte 2 % seines Bruttojahreseinkommens **an Zuzahlungen** zu Heil- und Hilfsmitteln, Praxisgebühren, Fahrtkosten und stationären Krankenhausaufenthalten an die Krankenkasse leisten. Chronisch Kranke können die Zuzahlungen auf 1 % reduzieren, wenn sie bei der Kasse einen entsprechenden Antrag stellen. Dies ist bei den Krebserkrankungen möglich.

Lymphdrainage und Physiotherapie

Lymphdrainage und Physiotherapie sind bei entsprechenden Symptomen oder Einschränkungen bei Tumorpatienten als Erst-, Folge- und Langfristverordnung verordnungsfähig. Die Betonung liegt hierbei darauf, dass tatsächlich klinische objektivierbare Symptome vorliegen. Da eine Studie ergeben hat, dass eine Lymphdrainage bei Patientinnen ohne entsprechende Symptome (Lymphoedem) sogar einen Schaden des Lymphsystems hervorrufen kann, sollte die o. g. Regelung auch aus medizinischen Gründen streng beachtet werden.

Patientenrechte

Ein weiterer Service der Krankenkassen umfasst die **Beratung zu den Patientenrechten** und dem Verbraucherschutz im Gesundheitswesen. Falls ein Patient der Meinung ist, dass sich ein Behandlungsfehler ereignet hat, können die Versicherten sich bezüglich der medizinischen und juristischen Aspekte beraten lassen. Gleichzeitig kann ein Patient seine Kasse um Rat fragen, wenn er bezüglich der vorgeschlagenen Behandlung durch ein von ihm aufgesuchtes Zentrum eine zweite Meinung alternativ erwünscht.

Pflegeleistung

Wer bei der Körperpflege (Waschen, An- und Ausziehen, Duschen, etc.) für mindestens 45 Minuten pro Tag Hilfe benötigt, kann bei der <u>Pflegeversicherung</u> einen Antrag auf **Pflegeleistung** stellen. Eingeteilt wird in 3 Stufen der Pflegebedürftigkeit. Die Feststellung der Pflegebedürftigkeit erfolgt durch einen schriftlich angekündigten Besuch eines Gutachters vom Medizinischen Dienst der Pflegeversicherung im häuslichen Umfeld. Die Pflege kann durch Familienangehörige, eine selbst beschaffte Pflegekraft oder durch ambulante Pflegedienste erfolgen. Pflegende Angehörige können sich bei dieser Tätigkeit Rentenansprüche sichern. Grundsätzlich kann man gegen jeden sozialrechtlichen Bescheid innerhalb von 4 Wochen schriftlich Widerspruch einlegen.

Häusliche Krankenpflege

Ein Anspruch auf **häusliche Krankenpflege** besteht, wenn die medizinische Versorgung ambulant durchgeführt werden kann und im Haushalt keine Person zur Pflege vorhanden ist oder es der vorhandenen Person nicht zumutbar ist, die medizinische Behandlungspflege durchzuführen (z. B. Verbandswechsel oder Medikamentengabe).

Hospizpflege

Eine **Hospizpflege** wird nach § 39 a Sozialgesetzbuch V von den gesetzlichen Krankenkassen in einer gewissen Höhe übernommen. Vor Aufnahme muss bei den Kassen ein Antrag gestellt werden.

14

14.2 Was ist eine Anschlussheilbehandlung (AHB)?

Eine Anschlussheilbehandlung ist eine stationäre Rehabilitationsmaßnahme, die sich relativ rasch an den letzten Teil der Krebstherapie anschließt. Dies kann die Operation im Krankenhaus, aber auch eine Chemo- oder Strahlentherapie sein. Zuständig sind bei gesetzlich versicherten Patientinnen die jeweiligen Rentenversicherungsträger wie z. B. die Deutsche Rentenversicherung und/oder die Rentenversicherung der einzelnen Bundesländer. Falls jemand keine Ansprüche an einen Rentenversicherungsträger hat, so ist bei verheirateten Patientinnen die Rentenversicherung des Ehemanns zuständig, bei Alleinstehenden die jeweilige Krankenkasse. Bei privat Versicherten genügt ein ärztliches Attest zur Vorlage bei der Kasse und evtl. Beihilfe, in dem die Notwendigkeit der Anschlussheilbehandlung attestiert ist. **Eine Anschlussheilbehandlung kann nur über die Klinik und nicht über einen niedergelassenen Arzt beantragt**

werden. Es gibt bestimmte Fristen, die eingehalten werden müssen. Deshalb sollte man zur Beantragung einer Anschlussheilbehandlung immer den Sozialdienst der jeweiligen Klinik aufsuchen. Hier kann dann ganz individuell beraten und auf besondere Wünsche eingegangen werden.

14.3 Was ist ein Disease-Management-Programm (DMP)?

Der Gesetzgeber hat für bestimmte chronische Erkrankungen, wie z. B. Diabetes mellitus, koronare Herzkrankheit und auch für Brustkrebs ein strukturiertes Krankheitsbehandlungsprogramm (Disease-Management-Programm) initiiert. Im engeren Sinne ist die Erkrankung Brustkrebs zwar keine chronische Erkrankung, da aber Brustkrebs die häufigste bösartige Erkrankung der Frau darstellt, ist diese als Modellprojekt integriert worden. Ein wichtiges Ziel der DMP besteht darin, die Behandlungsqualität nach dem aktuellen Stand der medizinischen Wissenschaft unter Berücksichtigung dieser gesetzlichen Vorgaben zu sichern. Dazu gehört auch, dass alle beteiligten Ärzte und Therapeuten sektorenübergreifend, das heißt vor allem zwischen niedergelassenen Haus-, Frauen- und weiteren Fachärzten sowie zwischen Krankenhäusern, reibungslos zusammenarbeiten. Intensive Beratungen und umfassende Informationen sollen die Patienten in die Lage versetzen, aktiv am Behandlungsprozess mitzuwirken. Dadurch sollen die Betroffenen in ihrer Krankheitsbewältigung und ihrer Lebensqualität aktiv unterstützt werden.

An einem Disease-Management-Programm kann jede Frau teilnehmen, bei der eine Brustkrebserkrankung bzw. ein Wiederauftreten der Erkrankung festgestellt wurde. Alle gesetzlichen Krankenkassen bieten solche Programme an.

Für die Einschreibung in ein DMP ist eine Teilnahme- und Einwilligungserklärung für Datenerhebung/-verarbeitung und –nutzung notwendig. Die Teilnahme am DMP ist für die Patientin freiwillig und kostenlos und kann jederzeit ohne Angabe von Gründen beendet werden. Das DMP endet für jede Patientin 5½ Jahre nach der Diagnosesicherung automatisch, sofern kein Wiederauftreten der Erkrankung festgestellt wurde. Vom Gesetzgeber ist ein vorzeitiges Ausscheiden auch dann vorgesehen, wenn innerhalb von 3 Jahren 2 Nachsorgetermine nicht wahrgenommen wurden. Dadurch soll eine kontinuierliche Mitarbeit gefördert und sichergestellt werden.

Die Patientin schreibt sich bei einem koordinierenden Arzt ein, der selbst am DMP teilnimmt und während des gesamten Behandlungsverlaufs ihr Hauptansprechpartner ist. Entsprechende Einschreibeunterlagen sind bei den DMP-Ärzten oder bei den Krankenkassen erhältlich. Es besteht grundsätzlich jederzeit die Möglichkeit, den koordinierenden Arzt zu wechseln, wobei dann allerdings eine erneute Teilnahmeerklärung ausgefüllt werden muss.

Die Aufgaben des DMP-Arztes bestehen darin,

- mit der Patientin ausführlich die einzelnen Behandlungsschritte zu besprechen,
- die Patientin über Nutzen und Risiko der jeweiligen Therapie aufzuklären,
- regelmäßige Nachsorgeuntersuchungen durchzuführen und
- diese Untersuchungen adäquat zu dokumentieren, wobei die Patientin ebenfalls einen Durchschlag der Dokumentation erhält.

Die Daten der Patientin werden pseudonymisiert wissenschaftlich ausgewertet, um eine Optimierung der Behandlung zu prüfen. Des Weiteren ist vorgesehen, dass die Krankenkasse ihren DMP-Mitgliedern spezifische Informationsmaterialien über die Erkrankung und den Behandlungsablauf zukommen lassen kann.

Ein wichtiger Bestandteil des Programmes ist die Verpflichtung des DMP-Arztes, regelmäßig an Fortbildungen und Qualitätszirkeln teilzunehmen, um sich über die aktuellen Erkenntnisse der internationalen Forschung auf dem Laufenden zu halten.

Wie kann ich meinen Körper unterstützen?

15.1 Knochengesundheit

Der **Knochenschwund** (Osteoporose) ist ein weltweites Gesundheitsproblem, das vor allen Dingen bei älteren Menschen relevant werden kann. Jede dritte Frau und jeder fünfte Mann entwickeln im Laufe des Lebens eine Osteoporose. Insbesondere bei Krebserkrankungen können Risikofaktoren auflaufen, sodass eine größere Gefahr besteht, eine Osteoporose bereits zu einem früheren Lebenszeitpunkt zu entwickeln.

Insbesondere bei Brustkrebserkrankungen können antihormonelle Therapien (endokrine Therapien) und Chemotherapien den Knochenstoffwechsel nachhaltig schädigen. Es ist bekannt, dass sich ca. 20 bis 30 % der Patientinnen nach einer Brustkrebsdiagnose weniger körperlich bewegen als zuvor. Ein zu geringer körperlicher Aktivitätsgrad ist jedoch einer der größten Risikofaktoren für die Entstehung der Osteoporose. Deswegen benötigen Astronauten in der Schwerelosigkeit ein besonderes Training. Des Weiteren ist bekannt, dass Brustkrebstumore selbst Stoffe produzieren können, welche eine Osteoporose begünstigen können.

Führende Experten raten seit Jahren zu regelmäßigen Durchführungen von Knochendichtemessungen, welche durch die objektivierbare DXA-Methode radiologisch durchgeführt werden sollten. Wie häufig eine solche Knochendichtemessung durchgeführt werden sollte, ist abhängig von den Risikofaktoren und dem Ausgangswert. Hierzu sollte sie ein Arzt beraten. Als präventive Maßnahmen gegen die Entwicklung einer Osteoporose, welche auch gleichzeitig als Basismaßnahmen für die Therapie derselben anzusehen sind, gelten:

- Abstellen des Nikotinkonsums
- Erhöhung der körperlichen Aktivität (▶ Abschn. 19.1)
- Vermeidung von Körperuntergewicht
- Vermeidung einer Cortison-Dauertherapie

Des Weiteren konnten zahlreiche Studien zeigen, dass bestimmte Medikamente, die gegen Knochenabbau gerichtet sind, einen positiven Effekt auf die Entwicklung eines Knochenschwunds haben. Diese Studien wurden bei Brustkrebspatientinnen durchgeführt, die eine antihormonelle Therapie erhalten hatten. Insbesondere bei dem Einsatz von Aromatasehemmstoffen kann es zu der Entwicklung eines Knochenschwunds kommen, sodass hier abhängig vom jeweiligen Knochendichtewert bereits früher eine vorbeugende Therapie indiziert werden kann. Diese Therapie wird entweder mit einem Bisphosphonat durchgeführt, welches die knochenabbauenden Zellen (Osteoklasten) hemmt und gemäß Studienlage auch einen Effekt gegen die Entwicklung von Knochenmetastasen hat. Aber auch der Antikörper Denosumab, welcher gegen RANK-Ligand gerichtet ist, führt zu einer Inaktivierung der Osteoklasten und zu einer Reduktion des Knochenschwunds.

> **Biphosphonate oder Denosumab sollten eingesetzt werden, wenn ein erhöhtes Risiko für die Entwicklung einer Osteoporose besteht oder wenn durch Knochendichtemessung bereits eine manifeste Osteoporose diagnostiziert werden muss.**

Falls diese Medikamente zum Einsatz kommen, muss zwingend eine zusätzliche Gabe von Kalzium und Vitamin D erfolgen, um schwerwiegende Nebenwirkungen dieser Medikamente zu unterbinden!

Hierbei ist zu betonen, dass die Zerstörung der Struktur des Knochens nur an dem zeitlichen Punkt abgefangen werden kann, an dem die adäquate Therapie begonnen wird. Da der Knochen aber ein sehr langsam reagierendes Organ ist, reichen in aller Regel auch in den Hochrisikogruppen jährliche Knochendichtemessungen aus, wenn nicht von vorneherein eine präventive Therapie indiziert wird.

15.2 Narbenbildung

Jeder Mensch reagiert auf einen Eingriff im Körper anders. Insbesondere die Narbenbildung ist von Mensch zu Mensch sehr individuell. Bei Brustkrebsoperationen findet die Narbenbildung nicht nur an der Haut, sondern auch in dem darunterliegenden Drüsenkörper statt, denn hier wurde durch die Entfernung des Tumors und die danach folgende Rekonstruktion des Brustdrüsenkörpers eine tiefe Wunde gesetzt, die ebenfalls verheilen muss. Die meisten Brustkrebspatientinnen bemerken nach der Operation ein verhärtetes Areal an der Stelle, an der zuvor der Tumor saß. Diese Beobachtung ist ganz normal, da hier der Drüsenkörper durch Nähte wieder zusammengefügt wurde. In der Regel dauern diese Verhärtungen bis zu 6 bis 12 Monate nach der Bestrahlung an und verschwinden dann wieder, wenn das Gewebe sich wieder beruhigt.

Viele Patientinnen bemerken auch nach der Operation und nach der Bestrahlung eine Schwellung der gesamten Brust (Ödem). Auch dies ist eine normale Reaktion des Körpers auf die medizinische Manipulation am Gewebe. Teilweise können diese Schwellungen so stark werden, dass Nähte wieder aufreißen und eine Wundheilungsstörung entsteht. Gegen die Schwellung können kühlende Maßnahmen erfolgen (z. B. in ein Handtuch eingewickelte Kühlaggregate) und abschwellende Medikamente genommen werden (z. B. Ibuprofen oder Diclofenac).

Die äußere Narbe an der Haut sollte möglichst in Ruhe gelassen werden. Steri-Strip (schmale weiße Pflaster, welche auf die Narbe aufgelegt wurden) sollten so lange wie möglich verbleiben, um die Wunde steril zu halten. Cremes oder Gel sollten bis zu 6 Wochen nicht auf die Wunde aufgetragen werden. Ebenso sollte keine Seife in die Narbe eingerieben werden. Nach 4 bis 6 Wochen kann, wenn gewünscht, ein Narbengel appliziert werden, welches eine „schöne" Narbe unterstützen soll.

Alle Alarmsirenen sollten schrillen, wenn die Haut um die Narbe rot wird, anschwillt, überwärmt ist und schmerzt. Diese Anzeichen einer Infektion sollten schnellstmöglich von einem Facharzt weiter abgeklärt werden. In der Regel ist dann eine antibiotische Behandlung notwendig. Diese Veränderungen kommen zumeist kurz nach der Operation oder der Bestrahlung zustande. Sie können aber auch noch nach Jahren auftreten. In aller Regel werden heutzutage selbstauflösende Fäden verwendet, welche nicht gezogen werden müssen. Bei diesen können sie, falls störend, die Enden des Fadens abschneiden lassen. Nicht resorbierbares Nahtmaterial sollte 10 bis 14 Tage nach der Operation gezogen werden.

Nachsorgeunter-
suchungen

© Prof. Dr. Florian Schütz, Prof. Dr. Christof Sohn 2018
F. Schütz, C. Sohn, *Erste Hilfe bei Brustkrebs*, WissenKompakt Medizin,
https://doi.org/10.1007/978-3-662 55703-7_16

Nach der durchgeführten Primärbehandlung der Brustkrebserkrankung werden regelmäßige Nachsorgeuntersuchungen empfohlen. Gemäß den Empfehlungen der Deutschen Krebsgesellschaft sollten in den ersten 3 Jahren alle 3 Monate und dann im vierten und fünften Jahr nach der Primärtherapie alle 6 Monate Nachsorgeuntersuchungen durchgeführt werden. Nach 5 Jahren werden diese Untersuchungen alle 12 Monate durchgeführt. Die unten angegebene ◘ Tab. 16.1 fasst die jeweiligen notwendigen Untersuchungen zusammen.

Die Nachsorgeuntersuchung wird in der Regel von einem onkologisch versierten Frauenarzt durchgeführt. Die Ziele der Nachsorgeuntersuchungen sind:

- Wie haben sich die Krebsbehandlungen auf den Körper ausgewirkt?
- Welche Nebenwirkungen haben die noch eingenommenen Medikamente?
- Ist ein Lokalrezidiv an der Brust oder eine Krebserkrankung an der anderen Brust festzustellen?
- Welche unterstützenden Maßnahmen können der Patientin angeboten werden?

Aus diesen Zielen wird deutlich, dass alle Frauen nach einer Brustkrebsbehandlung eine Nachsorgeuntersuchung empfohlen werden muss. Dies gilt auch für diejenigen Frauen, welche eine Mastektomie einer oder beider Brüste haben durchführen lassen.

> **Die Ziele der Nachsorgeuntersuchungen sind: Ausschluss (Langzeit-) Nebenwirkungen und Lokalrezidiv, Unterstützung der Patientin.**

Die regelmäßige Selbstuntersuchung der Brust durch die Patientin, das Abtasten durch den Facharzt, eine Ultraschalluntersuchung und Mammographie-Aufnahmen sollen ein Lokalrezidiv zu einem frühen Zeitpunkt erkennen, um adäquate medizinische Maßnahmen einzuleiten. Diese Maßnahmen dienen erneut der Heilung der Erkrankung.

◘ Tab. 16.1 Brustkrebs Nachsorge Synopsis – Empfehlung für asymptomatische Patientinnen (Mod nach ASCO-ACS Empfehlungen 2016, NCCN 2.2016 und S3-Leitlinie 2012)

		Nachsorge/Follow-Up*		Screening
Jahre nach Primärtherapie		1 2 3	4 5	>5
Anamnese, klinische Untersuchung, Beratung		inv.: alle 3 Mon.	inv.: alle 6 Mon	inv.: alle 12 Mon.
Selbstuntersuchung		monatlich		
Bildgebende Diagnostik, Laboruntersuchungen		indiziert nur bei Symptomatik +/− Befunden +/− Verdacht auf Rezidiv/Metastasen		
Mammographie und ergänzend Sonographie	BET**	ipsilat.: alle 12 Mon. kontralat.: alle 12 Mon.		beidseits: alle 12 Mon.
	Mastektomie	Kontralateral alle 12 Monate		

*Fortlaufende „Nachsorgeuntersuchungen" bei noch laufender adjuvanter Therapie
**Nach BET: Erste Mammographie 1 Jahr nach initialer Mammographie, oder zumindest 6 Monte nach abgeschlossener Radiation

Eine regelmäßige Untersuchung derjenigen Organe, in welche die Brustkrebserkrankung bevorzugt metastasiert (Leber, Lunge, Knochen, Gehirn), sind nicht vorgesehen bei Patientinnen ohne eine klinische Symptomatik. Dies hört sich zunächst widersinnig an und bietet viel Zündstoff für wachsenden Unmut. Die bisher veröffentlichten Studien zu dieser Fragestellung sind jedoch eindeutig. In keiner Studie konnte bisher bewiesen werden, dass eine aktive Suche nach Metastasen bei Patientinnen ohne klinische Symptome und die damit verbundene frühere Therapie derselben in einem längeren Gesamtüberleben der Patientinnen mündete. Dies liegt daran, dass bis heute das metastasierte Stadium der Brustkrebserkrankung als nicht heilbar zu gelten hat. Stattdessen war die aktive Suche nach Metastasen sogar von Nachteil für viele Patientinnen, da bei Auffälligkeiten in den bildgebenden Verfahren weitere Abklärungen notwendig waren, welche immer auch zu Komplikationen führen können. Alle bildgebenden Verfahren sind jedoch mit falsch positiven Detektionsraten verbunden, sodass z. B. eine Kernspintomographie der Leber einen auffälligen Befund anzeigen kann, der sich in der weiterführenden Abklärung (CT-gesteuerte Biopsie) nicht als Metastase erweist. Diese weiterführende Abklärung kann jedoch mit Komplikationen einhergehen, sodass ein Schaden für die Patientin entstehen könnte. Wenn man dies vor dem Hintergrund der fehlenden Auswirkung auf die Prognose betrachtet, macht eine nicht zielgerichtete Untersuchung auf asymptomatische Metastasen nicht nur keinen Sinn, sondern kann auch als gefährlich eingestuft werden. Fairerweise muss man an dieser Stelle jedoch anmerken, dass die zitierten Studien aus den 80er und 90er Jahren stammen und sich sowohl in der medizinischen Diagnostik als auch in der Therapie seit damals einiges getan hat. Des Weiteren kritisieren viele, dass mit diesen Empfehlungen alle Patientinnen über einen Kamm geschert werden und Hochrisikopatientinnen die gleichen Intervalle und diagnostischen Möglichkeiten bekommen wie Niedrigrisikopatientinnen. Letztendlich müsste gefordert werden, dass mit den modernen Möglichkeiten der Diagnostik und Therapie eine neue Studie aufgelegt wird, welche die o. g. Punkte berücksichtigt.

Eine regelmäßige Untersuchung des Blutes in Bezug auf Tumormarker, Organfunktionsmarker und Immunmarker ist aus onkologischer Sicht nicht zielführend und sollte wegen der schwer interpretierbaren individuellen Verlaufsformen vermieden werden.

Nach bestimmten medikamentösen Behandlungen (z. B. mit Anthrazyklinen oder dem Antikörper Trastuzumab) sollten regelmäßige Kontrollen der Herzfunktion erfolgen. Der zeitliche Abstand zwischen diesen Kontrollen ist abhängig von den jeweils zuvor ermittelten Werten.

Gynäkologische Untersuchungen sollten mindestens jährlich im Rahmen der Krebsfrüherkennungsuntersuchung erfolgen. Ein gynäkologischer Ultraschall ist hierbei nicht zwangsläufig notwendig, kann aber wertvolle zusätzliche Informationen über die Organe des kleinen Beckens liefern. Allerdings sollte, wenn durchgeführt, unter andauernder Tamoxifentherapie das Endometrium (Gebärmutterschleimhaut) nur mit äußerster Vorsicht beurteilt werden, da hier häufig falsch positiv auffällige Befunde gefunden werden, die sich letztendlich bei einer indizierten Gebärmutterspiegelung und Ausschabung als typische Veränderungen ohne Krankheitswert entpuppen.

Familiärer Brustkrebs

© Prof. Dr. Florian Schütz, Prof. Dr. Christof Sohn 2018
F. Schütz, C. Sohn, *Erste Hilfe bei Brustkrebs*, WissenKompakt Medizin,
https://doi.org/10.1007/978-3-662-55703-7_17

Da Brustkrebs die häufigste Krebserkrankung bei Frauen ist, findet sich in den meisten Familien bei genauerer Suche eine weitere Frau, welche an Brustkrebs erkrankte. Der genetisch bedingte familiäre Prozess stellt jedoch lediglich 5 bis 10 % aller Brustkrebserkrankungen dar. Bei diesen Patientinnen ist irgendwann im Laufe der Zeit eine genetische Keimbahnmutation auf dem BRCA-Gen entstanden, sodass das Risiko, an Brustkrebs zu erkranken, viel höher ist als in der Normalbevölkerung.

Das allgemeine Risiko für Frauen, im Laufe ihres Lebens an Brustkrebs zu erkranken, beträgt 1:10 in Deutschland. Das heißt 1 von 10 Frauen wird im Laufe ihres Lebens an Brustkrebs erkranken. Bei denjenigen Frauen, die eine BRCA-1 Mutation aufweisen, beträgt das Risiko an Brustkrebs im Laufe des Lebens zu erkranken 8:10, d. h. 8 von 10 Frauen werden im Laufe ihres Lebens an Brustkrebs erkranken.

Um herauszufinden, ob eine solche Konstellation bei nicht erkrankten oder auch erkrankten Frauen vorliegt, muss ein genetischer Test durchgeführt werden. Dieser wird von den Krankenkassen nur dann übernommen, wenn in der Familie eine bestimmte Konstellation vorliegt. Aus diesem Grund muss vor der genetischen Testung zunächst eine sorgfältige Familienanamnese durchgeführt werden, welche die erkrankten und nicht erkrankten Menschen in einem Stammbaum abbildet. Erst danach kann die Entscheidung getroffen werden, ob eine genetische Testung durchgeführt werden sollte. Des Weiteren ist uns Fachexperten diesbezüglich sehr wichtig, dass die betroffenen Frauen vor der genetischen Testung darüber aufgeklärt werden, welche Konsequenzen aus den jeweilig möglichen Testergebnissen resultieren könnten. Dies gilt nicht nur für die jeweils getestete Frau, sondern auch für deren Familienmitglieder. Aus diesem Grund hat sich im Laufe der letzten 20 Jahre ein Konsortium für familiären Brust- und Eierstockkrebs gebildet, welches an den Universitätskliniken beheimatet ist und in einem exakt festgelegten optimalen Ablauf betroffene Familien berät und ggf. auch eine Testung initiiert. Genauere Informationen finden Sie auf der Homepage ▶ www.familiaerer-Brust-und-Eierstockkrebs.de.

Brustrekonstruktion

© Prof. Dr. Florian Schütz, Prof. Dr. Christof Sohn 2018
F. Schütz, C. Sohn, *Erste Hilfe bei Brustkrebs,* WissenKompakt Medizin,
https://doi.org/10.1007/978-3-662-55703-7_18

Operationen an der Brust stellen immer einen einschneidenden Eingriff in die körperliche Integrität und in die kosmetische Ästhetik einer Frau dar. Die meisten Frauen lebten zuvor seit Jahrzehnten in Harmonie mit ihren Brüsten, die nun jäh durch die Erkrankung Brustkrebs und die damit notwendige Operation verletzt wurde. Dementsprechend soll in diesem Kapitel nicht nur die Möglichkeiten der Brustrekonstruktion nach notwendiger Brustdrüsenentfernung, sondern auch die Möglichkeiten der Korrekturen nach brusterhaltenden Operationen besprochen werden.

Es geht hier nicht um kosmetische Operationen im Sinne von Brustvergrößerungen oder Formoptimierungen, sondern um wirkliche rekonstruktive Maßnahmen, die eine medizinische Notwendigkeit darstellen. Die Brustrekonstruktionen entspringen also nicht dem Wunsch der Frau nach einem hübscheren Aussehen, sondern der Natur der Körperwahrnehmung und des Wiederankommens in dem eigenen Körper nach durchlebter Krankheit.

18.1 Wiederherstellende Operationen nach brusterhaltenden Therapien

Nach brusterhaltenden Operationen und den zumeist indizierten nachfolgenden Bestrahlungen können Dellen oder auch Vorwölbungen im Drüsenkörper auftreten, welche an der Haut sichtbar werden. Insbesondere die Folgen einer Strahlentherapie können nicht vorhergesagt werden. Des Weiteren können Größenunterschiede zwischen beiden Brüsten auftreten, die von einigen Patientinnen toleriert werden können, von anderen jedoch nicht.

Zur Korrektur stehen mehrere Möglichkeiten zur Verfügung:

- Spezialbüstenhalter
- Teilprothesen zur Einlage in den BH
- Operative Korrekturmaßnahmen
- Korrekturoperationen in der betroffenen Brust (im Zustand nach Bestrahlung verbunden mit einem erhöhten Risiko für Wundheilungsstörungen und- Infektionen)
- Lipofilling (Entnahme von Fettzellen an einer anderen Körperstelle, z. B. Bauch oder Oberschenkel und Einspritzen dieser in den deformierten Bereich an der Brust)
- Angleichung der Gegenseite bei Größendifferenzen (hierbei kann gleichzeitig ein Lifting der Brust durchgeführt werden, wenn diese zu sehr hängt (Ptose))
- Unterspritzen der Narben mit Lokalanästhetikum zur Lösung von Verwachsungen

18.2 Zustand nach Brustentfernung

Wenn eine Brustentfernung notwendig wird, sollte ein beratendes Gespräch zu den Möglichkeiten der Brustrekonstruktion bereits vor der Brustentfernung durchgeführt werden, um den Patientinnen eine Perspektive zu geben und Lösungsmöglichkeiten aufzuzeigen. Die meisten Frauen, selbst diejenigen, die später keine Brustrekonstruktion durchführen lassen, fühlen sich dadurch weniger perspektivlos und gehen weniger angstbesetzt in die Operation hinein.

Die Möglichkeiten der Brustrekonstruktion nach notwendiger Brustentfernung orientieren sich sehr stark an den Vorstellungen und Wünschen der Patientinnen, den Zustand des Gewebes und der möglichen Notwendigkeit einer Bestrahlung der Brustwand und der Lymphabflusswege. Diese Bestrahlungen sind vor allem dann notwendig, wenn Lymphknoten befallen sind und wenn der Tumor in den Brustmuskel oder die Haut eingewachsen ist. Grundsätzlich stehen 2 Möglichkeiten zur Brustrekonstruktion zur Verfügung. Beide unterscheiden sich nicht nur in den Operationstechniken, sondern auch in den möglichen Nebenwirkungen und Komplikationsmöglichkeiten.

> **Bei der Brustrekonstruktion kommt es auf die Vorstellungen der Patientin, den Zustand des Gewebes und die Notwendigkeit für Bestrahlungen an.**

18.2.1 Implantatgestützte Brustrekonstruktion

Silikonimplantate werden seit vielen Jahrzehnten zu Brustvergrößerungsoperationen und zur Brustrekonstruktion eingesetzt. Das Implantat kann entweder direkt unter der Haut vor den Brustmuskel (präpectoral) oder unter den Brustmuskel (subpectoral) gesetzt werden.

Das präpectoral gesetzte Implantat kann einfach und schnell eine Brustrekonstruktion ermöglichen. Es geht jedoch mit einer erhöhten Kapselfibroserate und Wundheilungsstörungen einher. Besser erscheint das Konzept des Implntats, das unter den Brustmuskel gelegt wird. Da der Brustmuskel aber häufig nicht so stark dehnbar ist, um ein Implantat unterlegen zu können, muss zunächst eine Höhle für das Implantat unter dem Brustmuskel geschaffen werden. Das subpectoral gelegene Implantat fühlt sich jedoch zum einem besser an, da der Muskel noch zwischen Haut und Implantat zu liegen kommt, zum anderen entstehen weniger Komplikationen (Kapselfibrose, Wundheilungsstörungen). Deswegen ist diese Technik die Mühen wert. Eine Implantathöhle unter dem Brustmuskel kann durch einen Gewebeexpander gebildet werden, der wie ein zusammengefallener Luftballon unter den Brustmuskel gesetzt wird und dann über mehrere Wochen ambulant über ein Spezialventil kontinuierlich mit Wasser gefüllt wird, sodass sich langsam der Brustmuskel ausdehnen kann (◘ Abb. 18.1b I–II). Mit dieser Technik kann auch die darüber liegende Haut gedehnt werden. Nach einigen Wochen oder Monaten wird dann der Gewebeexpander durch das Implantat ausgetauscht (◘ Abb. 18.1b III).

Alternativ dazu kann der Muskel verlängert werden, um direkt ein Implantat unter denselben legen zu können (◘ Abb. 18.1a). Zwischen dem abgelösten Brustmuskel und der Brustumschlagsfalte wird dann ein künstliches Netz aus Kunststoff oder aus tierischem Bindegewebe genäht, welches den unteren Implantatpol abdeckt und ein Leben lang im Körper verbleibt. Diese Technik hat den Vorteil, dass keine zweite Operation notwendig wird. Sie hat jedoch den Nachteil, dass keine Korrekturen ohne zweite Operation möglich sind und dass eine leicht erhöhte Wundheilungsstörung und Wundinfektionsrate vorliegt.

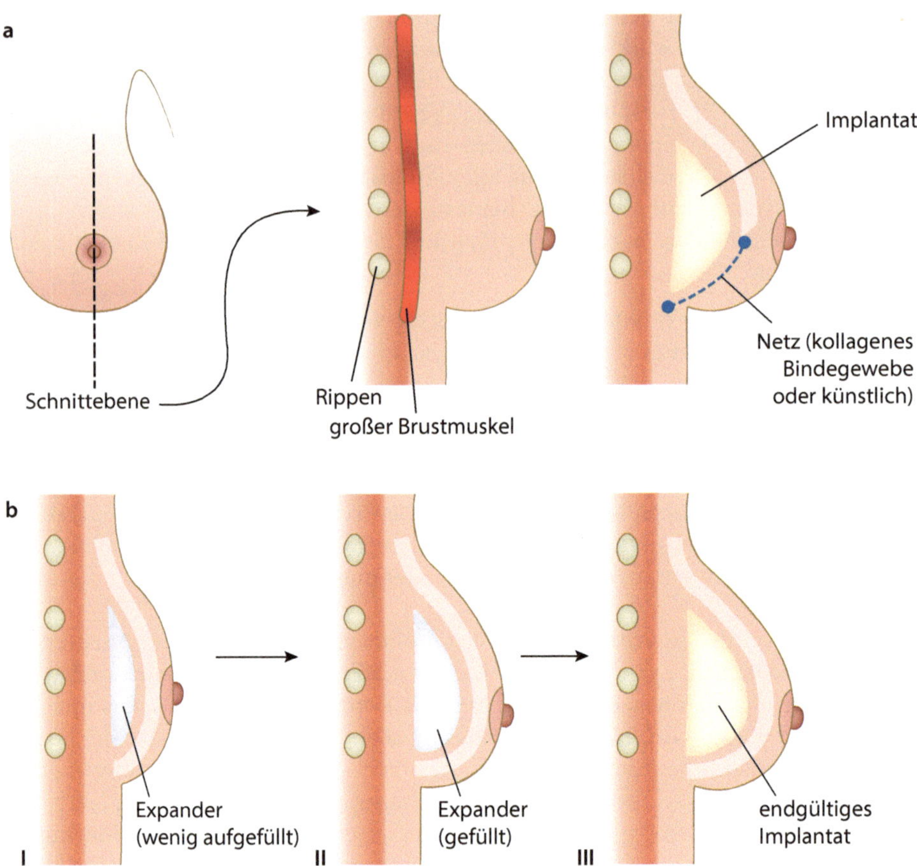

Abb. 18.1a, b   Techniken der implantatgestützten Brustrekonstruktion. a Direktaufbau unter Nutzung eines Netzes, das zwischen den abgelösten Brustmuskel und die Brustumschlagsfalte gesetzt wird, sodass eine Höhle für das Implantat entsteht. **b** Aufbau über einen Gewebeexpander, der unter den Muskel gelegt wird (**I**), über Wochen bis zur gewünschten Größe aufgefüllt wird (**II**) und dann durch ein definitives Implantat ersetz wird (**III**)

Implantatgestützte Brustrekonstruktionen sollten vor allen Dingen dann eingesetzt werden, wenn keine Bestrahlung notwendig ist. Eine Bestrahlung führt bei 40 bis 80 % der Patientinnen mit implantatgestütztem Brustwiederaufbau zu schwerwiegenden Komplikationen wie Wundheilungsstörungen, Infektionen und Kapselfibrosen, sodass häufig das Implantat wieder entfernt werden muss. Insbesondere die Wundinfektionen können zu langwierigen Behandlungen führen und im schlimmsten Fall sogar eine Blutvergiftung (Sepsis) hervorrufen. Dementsprechend werden in unserem Brustzentrum Patientinnen im Zustand nach Bestrahlungen oder mit geplanten Bestrahlungen eher von einer Brustrekonstruktion mit Implantaten abgeraten.

Als größtes langfristiges Risiko eines implantatgestützten Brustwiederaufbaus muss die Kapselfibrose gelten. Zwar werden heutzutage Implantate nicht mehr nach dem Ablauf einer bestimmten Jahreszahl gewechselt, wie das früher der Fall war. Jedoch bestimmt die in den meisten Fällen einstellende Kapselfibrose die Zeit, nach der ein Implantat ausgetauscht werden muss. Eine Kapselfibrose kann sich nach mehreren Jahren aber auch erst nach Jahrzehnten einstellen. Grundsätzlich rechnen wir, dass Implantate alle 10 bis 20 Jahre ausgetauscht werden müssen, sodass eine Frau, welche sich mit 40 Jahren für einen implantatgestützten Brustwiederaufbau entscheidet, noch 2- bis 3-mal in ihrem Leben „unters Messer legen muss", um das Implantat auszutauschen oder die Brustrekonstruktion rückgängig zu machen.

18.2.2 Brustwiederaufbau mit eigenem Gewebe (autologe Brustrekonstruktion)

Bei dem Brustwiederaufbau mit körpereigenem Gewebe werden oberflächliche Gewebestücke freipräpariert und anstelle der fehlenden Brust wieder eingenäht. Diese Gewebestücke können aus dem Bereich des Bauches, des Oberschenkels, des Rückens oder des Pos geholt werden. Unterschieden werden die gestielten Gewebetransfers von den freien. Bei den gestielten Gewebetransfers wird neben Fett und Haut auch ein darunterliegendes Muskelgewebe freipräpariert und unter der Haut als Brustersatz positioniert. Die Versorgung dieses Gewebes mit Blut funktioniert über den Muskel, welcher nur an einer Stelle abgeschnitten wird und mit den Gefäßen erhalten bleibt. Dieser Brustwiederaufbau wird entweder mit dem Muskel des Rückens (Musculus latissimus dorsi) oder des Bauchs (Musculus rectus abdominis) durchgeführt. Die Operationstechnik ist relativ einfach und wenig zeitraubend. Allerdings können als Nachteil an den Entnahmestellen langwierige Serombildungen (Wundwasser) entstehen, welche zu Punktionen führen können. Des Weiteren kann bei der Präparation des Bauchmuskels eine Bauchwandschwäche resultieren, die weitere Operationen nach sich ziehen kann.

Grundsätzlich besteht bei allen autologen Brustrekonstruktionen der Vorteil, dass körpereigenes Gewebe verwendet wird, welches im Leben der betroffenen Frau mit ihr wächst oder schrumpft. Des Weiteren fühlt sich die Brust „natürlicher" an. Als Nachteil ist zu nennen, dass eine zweite Narbe an der Entnahmestelle resultiert. Darüber hinaus kann es in seltenen Fällen zu einem teilweisen oder kompletten Absterben des transplantierten Gewebes kommen (Teil- oder Vollnekrose), sodass das transplantierte Gewebe wieder entfernt werden muss. Dann waren die ganzen Mühen umsonst. Zum Glück beträgt die Teil- oder Vollnekroserate je nach Operationstechnik und Erfahrungen des Operateurs zwischen 4 und 8 %.

Bei den freien Gewebstransplantationstechniken wird ein Gewebsstück Haut mit dem darunterliegenden Fettgewebe freipräpariert und die das Gewebe versorgenden Arterie und Vene langstreckig mitentfernt. Diese das Gewebe versorgenden Gefäße werden hinter dem Brustbein an die dort verlaufende Arterie und Vene angeschlossen, sodass ein Blutzufluss und -abfluss gewährleistet ist. Um dies möglich zu machen, muss der Kopf einer Rippe entfernt werden, um an die Gefäße hinter der Brust gelangen zu können. Der Vorteil dieser Technik liegt in der höheren Vielfältigkeit der Gewebsentnahmestellen (Bauch, Oberschenkel, Gesäß, Rücken) und in der geringeren Rate an Bauchwandschwächen und weiteren Problemen an den Entnahmestellen.

Als Nachteil ist vor allem die Operationsdauer zu nennen, die in der Regel zwischen 3 und 6 Stunden beträgt. Als Vorteil muss auch gesehen werden, dass in der Regel keine Bewegungseinschränkungen entstehen, da die Muskulatur bei dieser Operation nicht in Mitleidenschaft gezogen wird.

Freie Gewebetransplantationen werden in aller Regel von einem plastischen Chirurgen durchgeführt. Der implantatgestützte Brustwiederaufbau wird von einem operativen Gynäkologen oder einem plastischen Chirurgen durchgeführt. Ganz entscheidend ist dabei, ob der Operateur über eine ausreichende Erfahrung auf dem jeweiligen Gebiet verfügt.

Besonders wichtig ist es uns und auch der Fachgesellschaft, dass eine ergebnisoffene Beratung der Patientinnen durchgeführt wird, die alle Möglichkeiten der Brustrekonstruktion umfasst. Es darf nicht sein, dass in einem Zentrum ausschließlich eine bestimmte Brustrekonstruktion durchgeführt wird und dementsprechend auch nur über diese beraten wird. Die Patientinnen müssen sich selbst entscheiden können, welche Brustrekonstruktion sie für sich selbst wünschen. Hierbei haben wir sehr gute Erfahrungen in der interdisziplinären Beratung der betroffenen Frauen gewonnen, das heißt, dass in dem Brustzentrum des Universitätsklinikums Heidelberg operative Gynäkologen und plastische Chirurgen zusammen die Patientin untersuchen und dann über die verschiedenen Möglichkeiten der Brustrekonstruktion beraten.

Der Zeitpunkt des Brustwiederaufbaus sollte so gewählt werden, dass die Patientin sich damit wohlfühlt. Das heißt, dass einige Frauen sich ein Leben ohne Brust überhaupt nicht vorstellen können und eine Brustrekonstruktion direkt bei der Brustentfernung wünschen. Dies kann jedoch von Nachteil bezüglich der weiteren onkologischen Behandlungen sein. Andere Patientinnen wiederum möchten erst die onkologischen Therapien abschließen und sich danach um den Brustwiederaufbau bemühen. Beide Wege sind möglich und mit spezifischen Vor- und Nachteilen verbunden, sodass eine intensive individuelle Beratung diesbezüglich notwendig wird.

Generell gilt jedoch, dass durch einen Brustwiederaufbau die weitere notwendige onkologische Therapie nicht verzögert oder beeinträchtigt werden darf!

18.3 Brustwarzenrekonstruktion

Viele Frauen sind der Meinung, dass eine Brust ohne Brustwarze wie ein Gesicht ohne Auge wirkt. Andere Patientinnen wiederum wünschen keine Brustwarzenrekonstruktion und sind mit der Brustdrüsenrekonstruktion zufrieden. Wenn eine Entfernung der Brustwarze notwendig wird, sollte immer eine Beratung zur Brustwarzenrekonstruktion erfolgen. Die Brustwarzenrekonstruktion wird in aller Regel in einer kleinen Operation im Anschluss an eine Brustrekonstruktion zeitversetzt durchgeführt. Es kann aber auch eine optische Rekonstruktion mittels Tätowierung durchgeführt werden, die je nach dem Können des Tätowierers sehr schön aussehen kann.

Bei der Brustwarzenrekonstruktion unterscheidet man die Formung des Nippels von der Gestaltung des Warzenvorhofs (Areola).

> (Brustwarze = Nippel + Areola)

Der Nippel wird durch spezielle Operationstechniken in der Regel aus der Haut der Brust selbst geformt. Er kann jedoch auch aus Hautgewebe vom Oberlid (Blepharoplastik) oder aus anderen Hautanteilen (z. B. Oberschenkelinnenseite) gewonnen werden. In der Regel wird der Brustwarzenvorhof darum als Tattoo aufgetragen. Er kann jedoch auch aus der gegenseitigen Brust (bei ausreichender Größe) gebildet werden.

Nach einer Brustrekonstruktion werden die Patientinnen für mehrere Wochen krankgeschrieben. Für 6 Wochen besteht ein stringentes Sportverbot und die Pflicht, einen Spezialbüstenhalter Tag und Nacht zu tragen. Nach den 6 Wochen kann auf das nächtliche Tragen verzichtet werden.

Ausschlag für die Wahl der Brustrekonstruktion neben der Bestrahlung ist die Frage, ob die Patientin eine starke Raucherin ist, einen Diabetes mellitus hat oder eine besondere Form von Wundheilungsstörungen vorliegt. Des Weiteren muss bei autologen Brustrekonstruktionen berücksichtigt werden, ob an der geplanten Entnahmestelle bereits Voroperationen durchgeführt worden waren (z. B. Kaiserschnitte bei dem Brustwiederaufbau aus der Bauchwand).

Integrative Medizin

© Prof. Dr. Florian Schütz, Prof. Dr. Christof Sohn 2018
F. Schütz, C. Sohn, *Erste Hilfe bei Brustkrebs,* WissenKompakt Medizin,
https://doi.org/10.1007/978-3-662-55703-7_19

Unter integrativer Medizin versteht man Behandlungsansätze, die entweder selbst eine Antitumorwirkung entfalten sollen oder die Standardtherapien (Chemotherapie, endokrine Therapie, Antikörpertherapie, Bestrahlung) unterstützen sollen oder deren Nebenwirkungen auffangen sollen. Die integrative Medizin ist nicht zu verwechseln mit der Alternativmedizin, bei der Behandlungen anstelle der Standardtherapien durchgeführt werden, welche nicht in wissenschaftlichen Untersuchungen eine Effektivität gezeigt haben. Die Alternativmedizin wird von seriösen und wissenschaftlich denkenden Medizinern kategorisch abgelehnt, da weder die Effekte noch die Nebenwirkungen und Komplikationsmöglichkeiten hinreichend untersucht sind.

Je nach Region interessieren sich 50 bis 80 % aller Patientinnen für die integrative Medizin. Erstaunlicherweise findet aber ein Gespräch über die verschiedenen Ansätze mit den behandelnden Ärzten sehr oft nicht statt.

Patientinnen geht es vor allen Dingen um die Lebensqualität, die Integrität des Immunsystems, die Linderung von Beschwerden. Viele Behandlungsansätze der integrativen Medizin haben gezeigt, dass diese 3 Komponenten effektiv beeinflusst werden können. Patientinnen geht es allerdings auch um die Heilung von der Erkrankung und das Überleben. Leider konnte bisher kein Behandlungsansatz der integrativen Medizin zeigen, dass diese beiden Faktoren positiv beeinflusst werden können.

Essenzieller Bestandteil der integrativen Medizin ist der alte Grundsatz „Mens sana in corporo sano", ein gesunder Geist in einem gesunden Körper.

19.1 Körperliche Aktivität – Body and Mind Medicine

Mehr als 30 % aller Frauen, die an Brustkrebs erkrankt sind, werden sich nach den verschiedenen Behandlungen weniger bewegen als vor der Diagnose. Dies ist umso mehr ungünstig, da wir heutzutage wissen, dass bestimmte Stoffwechselvorgänge im Körper ein höheres Risiko bieten, an einem Rezidiv zu erkranken. Körperliche Aktivität kann diese Stoffwechselvorgänge positiv beeinflussen, sodass die Rezidivwahrscheinlichkeit gesenkt werden kann. In einer groß angelegten Studie konnte gezeigt werden, dass eine körperlich mäßig anstrengende Bewegung von 3 × 1 Stunde pro Woche die Rezidivwahrscheinlichkeit signifikant senken kann. Insbesondere gingen die Autoren darauf ein, dass die körperliche Aktivität durchaus anstrengend sein sollte, jedoch eine völlige Erschöpfung zu vermeiden sei. Es ist hierbei gleichgültig, welche Art von körperlicher Aktivität oder Sport ausgeführt wird. Wichtig ist die Aktivierung von großen Muskelpartien, die zu einer Harmonisierung des Kohlenhydrat- und Fettstoffwechsels führt und das Immunsystem anregt. Nebenbei werden hierbei auch die Risiken für Osteoporose, das metabolische Syndrom (Wohlstandssyndrom), die koronare Herzkrankheit und die Thrombosegefahr vermindert. Alles in allem kann jeder an Krebs erkrankten Frau (wie im übrigen auch jeder nicht erkrankten Frau) mit Nachdruck dazu geraten werden, die Diagnose Brustkrebs als Wendepunkt in ihrem Leben zu nutzen, um einen neuen Lebenswandel anzunehmen. Frauen, die bereits vor der Diagnose Brustkrebs sehr sportlich aktiv waren, sollten es vermeiden, die Krankheit als demotivierend zu begreifen und ihr Aktivitätsniveau einzuschränken.

In der Bundesrepublik Deutschland existieren etwa 400 spezielle Gruppen für den Sport in der Krebsnachsorge. Diese Gruppen sind in die jeweiligen Landessportbünde oder den Landesverbänden des Deutschen Behindertensportverbandes angegliedert. Ihr behandelnder Arzt kann unter bestimmten Voraussetzungen eine Verordnung für den Rehabilitationssport nach Krebs ausstellen, sodass durch die Krankenkasse eine finanzielle Beteiligung an diesen Sportkursen übernommen wird.

19.2 Entspannung und Meditation

Entspannung gehört genauso zum Sport, wie die körperliche Bewegung selbst. Erfahrene Sportwissenschaftler empfehlen, mindestens genauso häufig dem Muskel Entspannung zu gönnen, wie im Sport zu aktivieren. Dementsprechend sollte immer eine Phase der Entspannung einer Phase der Anstrengung folgen.

Darüber hinaus gibt es zahlreiche Entspannungs- und Meditationstechniken, welche zeigen konnten, dass die Lebensqualität der Patientinnen verbessert werden kann und die Nebenwirkungen von Behandlungen (Chemotherapie, antihormonelle Therapie, Strahlentherapie) aufgefangen werden können. Zu diesen Techniken zählen:

- Yoga
- Qigong
- Tai Chi
- Hypnose in Kombination mit kognitiver Therapie

19.3 Ernährung

Mittelmaß ist der Schlüssel zum Erfolg! Es sollte ein Normalgewicht angestrebt werden, sodass der Body-Mass-Index 18 bis 25 beträgt. Dementsprechend sollten Übergewichtige abnehmen, was in Studien tatsächlich zu einer Verbesserung des krankheitsfreien und des Gesamtüberlebens geführt hat.

> **Eine Gewichtsabnahme bei adipösen Frauen (Body-Mass-Index >25) verbessert die Prognose!**

Untergewichtige sollten zunehmen, womit sie auch dem Risiko der Osteoporose entgegenwirken. Extreme Diäten sollten auf jeden Fall vermieden werden. Bisher konnte keine der sog. Antikrebsdiäten zeigen, dass sie tatsächlich zu einem längeren Leben führen können. Allerdings sollte die eigene Ernährung kritisch überdacht werden. Was bei Mäusen zum Erfolg führt, muss bei Menschen noch lange nicht wirken. Viele der selbst ernannten Experten empfehlen Diäten, welche sogar schädlich für den Körper sein können.

In wissenschaftlichen Studien konnte gezeigt werden, dass eine mediterrane Ernährung mit einem geringen Fettanteil und einem Anteil von Ballaststoffen und Lignanen (z. B. Saaten und Leinsamen) zu einer Verbesserung des krankheitsfreien Überlebens führen kann. Es ist hier sicherlich sinnvoll und naheliegend die Empfehlungen der Deutschen Gesellschaft für Ernährung zu befolgen.

Zu den Ernährungsgewohnheiten der mitteleuropäischen Bevölkerung gehört auch der regelmäßige Konsum von Alkohol. Wissenschaftliche Untersuchungen haben herausgefunden, dass ein regelmäßiger Alkoholkonsum (von mehr als 6 g pro Tag) schädlich ist.

Über die negative Wirkung von Nikotin und Tabakprodukten sollte hier nicht näher eingegangen werden, da dies in den letzten Jahren zum Allgemeinwissen geworden ist.

19.3.1 Hyperthermie

Unter dem Begriff „Hyperthermie" versteht man die künstliche Überwärmung des Körpers oder einzelner Körperteile oder Regionen auf Temperaturen von mindestens 40 bis 44 Grad Celsius. Dies geschieht durch unterschiedliche physikalische Methoden wie elektromagnetische Wellen, Ultraschall, Infusionen mit erwärmten Flüssigkeiten, Erzeugung von künstlichem Fieber (Fiebertherapie). Die Anwendung der Hyperthermie zur Behandlung von Tumoren beruht auf älteren Beobachtungen von günstigen Verläufen der Tumorerkrankung nach fieberhaften Erkrankungen. Ob sie eine direkte antitumoröse Wirkung hat ist zu bezweifeln. Viel eher wirkt diese Therapie durch eine Optimierung der „Betriebstemperatur" des Immunsystems.

Tatsächlich existieren einzelne Studien an soliden Tumoren, die zeigen konnten, dass eine Hyperthermiebehandlung bei oberflächlich gelegenen Metastasen (Hautmetastasen) einen positiven Effekt erzielen konnten. Auch scheinen Chemotherapien, verbunden mit Hyperthermie, eine höhere Effektivität zu erzielen als einfache Chemotherapien alleine (bei Lebermetastasen, möglicherweise).

Hyperthermiebehandlungen können auch schädlich für den Körper sein und normale Stoffwechselvorgänge negativ beeinflussen, sodass diese Behandlung nur durch erfahrene Ärzte unter kontinuierlicher Kontrolle durchgeführt werden sollte. Des Weiteren sollte vor Beginn einer zuweilen kostspieligen Therapie, die Finanzierung eindeutig geklärt sein. Falls ihnen eine Studie zur Hyperthermie angeboten werden sollte, müssen bei seriösen Studien die Kosten vollständig von dem Institut getragen werden, das die Studie anbietet.

19.4 Andere Therapieansätze

19.4.1 Selen

Das Spurenelement Selen ist Bestandteil verschiedener Proteine mit wichtigen Stoffwechselfunktionen im Körper. Es ist besonders reichlich in Nahrungsmitteln wie Vollkornprodukten, Nüssen, Zwiebeln, Knoblauch, Geflügel, Fisch, Meeresfrüchten sowie Fleisch und Eiern enthalten. Bisher konnte keine Selenunterversorgung in Europa identifiziert werden, jedoch in China. Des Weiteren konnte weder bei Tumorpatienten im Allgemeinen noch unter bestimmten Behandlungen wie einer Chemotherapie eine Selenunterversorgung nachgewiesen werden. Da keine wissenschaftlich ausreichende Therapiestudie zum Einsatz von Selen vorliegt, kann die Substitution nicht empfohlen werden. Allerdings scheint eine Selensupplementierung auch keine Nachteile für die Patientin zu bringen.

19.4.2 **Vitamine**

Vitamine sind essenzielle Bestandteile unserer Nahrung. Sie vermitteln essenzielle Stoffwechselvorgänge im menschlichen Körper. Durch bessere Konservierungsmöglichkeiten (z. B. Tiefkühlkost) sowie dem verbreiteten Konsum von Nahrungsmitteln mit künstlichem Vitaminzusatz liegt die im Jahresmittel aufgenommene Menge an Vitaminen heute höher als in früheren Zeiten. Obwohl die uns umfassende Werbung uns weismachen will, dass wir mit einem Vitamindefizit leben, kann man davon ausgehen, dass jeder sich normal ernährende Mensch in Westeuropa eine ausreichende Vitaminzufuhr aufweist. Die Zufuhr von Vitaminen zur Aufrechterhaltung der Körperfunktion scheint also unsinnig zu sein. Ob die hoch konzentrierte Zufuhr von bestimmten antioxidativen Vitaminen eine positive Wirkung auf eine Tumorerkrankung haben kann, wurde in zahlreichen Studien mit und ohne klassisch onkologische Therapien untersucht. Es konnte kein Vitamin identifiziert werden, welches für sich eine Wirkung gegen Krebs entwickelt oder die klassischen Krebstherapien unterstützt. Ganz im Gegenteil konnte gezeigt werden, dass es zu Wechselwirkungen zwischen den Vitaminen A, C und E und Chemotherapien bzw. Bestrahlungen kommen kann, sodass die klassischen Krebstherapien schlechter wirken. Somit kann eine Vitamintherapie generell nicht empfohlen werden.

19.4.3 **Misteltherapie**

Seit über 90 Jahren wird die Mistel (von Apfelbäumen (M) oder Kiefern (P)) zur Behandlung bei Krebserkrankungen verwendet. Mistelpräparate werden in der Regel 2- bis 3-mal wöchentlich unter die Haut gespritzt (subkutan). Die Dauer kann über Wochen aber auch Monate bis hin zu mehreren Jahren andauern. Die in den Mistelpräparaten enthalten Mistellektine und Viscotoxine konnten im Labor eine Wirkung gegen Krebszellen entwickeln. Des Weiteren scheinen Mistelpräparate einen positiven Einfluss auf bestimmte Immunfaktoren zu haben. Es gibt zahlreiche Studien von schlechter bis mittlerer Qualität, welche die Wirkung der Mistelpräparate bei menschlichen Krebserkrankungen untersucht haben. Hierbei müssen die anthroposophischen Mistelpräparate, die einen Extrakt aus der gesamten Pflanze darstellen, von den pflanzlichen Arzneimitteln, in denen nur bestimmte Inhaltsstoffe der Mistel enthalten sind, unterschieden werden. Zusammenfassend konnte gezeigt werden, dass unter der Misteltherapie eine geringere Nebenwirkungsrate bei klassischen onkologischen Therapien vorliegt und die Lebensqualität der Patientinnen höher ist. Ein negativer Effekt auf die Wirkung der klassischen onkologischen Behandlungen konnte nicht gezeigt werden; ein positiver Effekt bezüglich des Wiederauftretens der Erkrankung oder des Gesamtüberlebens jedoch auch nicht. Eine Misteltherapie scheint also eine unterstützende therapeutische Maßnahme zu sein, um die Nebenwirkungen klassischer onkologischer Therapien zu reduzieren.

Eine Behandlung mit Mistelpräparaten sollte immer durch einen Arzt, der Erfahrung mit dieser Behandlungsform hat, überwacht werden, da es wie bei allen anderen der Therapien auch Einschränkungen bei der Anwendung gibt und Nebenwirkungen auftreten können.

19.4.4 **Thymuspräparate**

Vor 120 Jahren wurde beobachtet, dass bei kleinen soliden Tumoren Metastasen im Thymus auftreten. Aus diesem Grund wurden Thymuspräparate schon frühzeitig gegen solide Tumoren eingesetzt. Heutzutage enthalten die Präparate entweder Gesamtextrakte der Thymusdrüse von bestimmten Tieren (Rind, Kalb oder Schwein) oder nur bestimmte Eiweißbestandteile dieser Thymusdrüsen in unterschiedlicher Zusammensetzung. Die meisten Präparate werden in den Muskel oder unter die Haut gespritzt, es gibt jedoch auch Kapseln oder Inhalationen. Eine direkte Wirkung gegen Krebszellen wurde weder im Labor noch im Tierversuch nachgewiesen. Es scheint aber so zu sein, dass bestimmte Immunfaktoren positiv beeinflusst werden können. Obwohl die Therapie bereits seit über 100 Jahren propagiert wird, sind bisher keine wissenschaftlich brauchbaren Studien durchgeführt worden. Dementsprechend kann diesbezüglich auch keine Empfehlung ausgesprochen werden. Berichte, dass die Behandlung mit Thymuspräparaten dem Körper schaden kann, sind jedoch ebenfalls nicht existent.

19.4.5 **Klassische Homöopathie**

Die klassische Homöopathie wurde von Samuel Hahnemann um 1800 als Gegenpol zu der klassischen Medizin der damaligen Zeit, die er als Allopathie bezeichnete, entwickelt. Da viele der damals verwendeten Medikamente starke Gifte wie z. B. Quecksilber enthielten, suchte er nach sanfteren Behandlungsmöglichkeiten, indem er die verwendeten Mittel in stark verdünnter Form anwendete. Vor der Wahl des passenden Mittels mit dem jeweiligen Verdünnungsfaktor (Potenz) steht ein langes Gespräch, in dem nicht nur nach dem Vorhandensein bestimmter Beschwerden, sondern auch sehr genau nach Art und Zeitpunkt des Auftretens sowie nach Änderungen durch innere und äußere Einflüsse gefragt wird. Durch die Gewichtung dieser Symptome findet der Homöopath nach der Ähnlichkeitsregel das richtige Mittel, das dann meist in Form von kleinen Kügelchen, den Globuli, einmalig oder auch häufiger verordnet wird.

Die Homöopathie gehört in Deutschland zu den besonderen Therapierichtungen. Die Ausbildung von Ärzten in der klassischen Homöopathie wird von den zuständigen Ärztekammern geregelt.

Wissenschaftlich ist diese Therapieform jedoch trotz der jahrhundertelangen Anwendung stark umstritten, da häufig Verdünnungsstufen eingesetzt werden, in denen kein Molekül der Grundsubstanz mehr in den Globuli gefunden werden kann und sich die Verfechter der klassischen Homöopathie weigern, wissenschaftliche Studien durchzuführen. Allerdings scheinen bestimmte Nebenwirkungen, insbesondere bei Chemotherapien, durch die klassische Homöopathie beeinflussbar zu sein. Ein Schaden durch eine komplementäre homöopathische Behandlung ist nahezu auszuschließen, sodass davon nicht strikt abgeraten werden kann.

19

19.5 **Immuntherapie**

Unser Immunsystem hat die Aufgabe, unseren Körper gegen vielfältige innere und äußere Krankheitseinflüsse zu schützen. Dabei identifiziert unser Immunsystem das Kranke oder das Fremde über Antigene, die ansonsten nicht im eigenen Organismus vorhanden sind. Das Immunsystem hat frühzeitig in der Entwicklung des eigenen Körpers gelernt, Fremdes von Eigenem zu unterscheiden. Dementsprechend gibt es Immunzellen, welche unspezifisch wirken und vor allem das Immunmilieu regulieren und andererseits sehr spezifisch wirkende Immunzellen, welche ausschließlich auf bestimmte Antigene reagieren und diejenigen Strukturen zerstören, welche diese Antigene tragen.

Ein Überschießen des Immunsystems kann sich in Form einer Autoimmunerkrankung bemerkbar machen, bei der sich eine Immunreaktion gegen gesunde körpereigene Strukturen ausbildet (z. B. Rheumaerkrankungen, Schilddrüsenerkrankungen, etc.). Dementsprechend kann eine ungezielte Aktivierung des Immunsystems nicht nur positive, sondern auch schwerwiegende Effekte haben.

Darüber hinaus muss bedacht werden, dass der jeweilige Tumor sich unter dem „wachsamen Auge" des Immunsystems entwickelt hat und man somit davon ausgehen muss, dass die Tumorzellen Wege gefunden haben, sich dem Immunsystem zu entziehen (Immune Escape Mechanismus). Erst wenn dieser Immune Escape Mechanismus ausgeschaltet wurde, kann eine mögliche Hoffnung darin bestehen, dass unser Immunsystem wieder die Tumorzellen identifizieren und auch abstoßen kann und ggf. Immuntherapien Erfolg haben. Momentan werden sehr intensiv neue Immuntherapien auf verschiedenen Ebenen erforscht. Insbesondere in Heidelberg werden in Kooperation mit dem Deutschen Krebsforschungszentrum und auch zahlreichen Unternehmen der forschenden Pharmaindustrie Studien für diesen Themenkomplex durchgeführt. Fragen Sie ihren behandelnden Arzt nach diesen innovativen Studien. Falls Sie hierfür infrage kommen und an der Studie teilnehmen möchten, werden alle Kosten der Studie für Sie übernommen. Wir erlauben uns, vor Immuntherapien außerhalb von Studien zu warnen, da hier nicht nur die Folgen für Ihren Körper unvorhersehbar sind, sondern auch die Folgen für Ihr Portemonnaie.

Die Goldenen Tipps zum Überleben

© Prof. Dr. Florian Schütz, Prof. Dr. Christof Sohn 2018
F. Schütz, C. Sohn, *Erste Hilfe bei Brustkrebs*, WissenKompakt Medizin,
https://doi.org/10.1007/978-3-662-55703-7_20

1. Vergleichen Sie die präoperativ eingeschätzte Größe Ihres Tumors und der möglicherweise um den Tumor liegenden intraduktalen Tumorkomponente (DCIS) mit den Ausmessungen des Pathologen im pathologischen Befund. Häufig ist die pathologische Größe der gefundenen Veränderungen größer, als dies in der Bildgebung zu vermuten gewesen wäre. Die Bildgebung kann leider häufig nicht alle Tumoranteile abbilden. Ist die Tumorgröße jedoch wesentlich kleiner im pathologischen Befund als die bildgebenden Befunde vor der Operation vermuten ließen, sollten Sie Ihren behandelnden Arzt diesbezüglich befragen. Wurde tatsächlich der gesamte Tumor entfernt? Wurde die intraduktale Tumorkomponente vollständig entfernt? Könnte noch Tumor in der Brust verblieben sein?

2. Eine Operation ist natürlich nicht angenehm. Aber vielleicht kann bei Ihnen die Situation genutzt werden, um etwas zu optimieren, was Sie schon immer gestört hat. Zum Beispiel, falls Sie große Brüste haben und darunter leiden, sollten Sie bei der Planung der Operation mit Ihrem Operateur besprechen, ob eine Verkleinerung der betroffenen Brust im Rahmen der Tumorentfernung durchgeführt werden könnte und ob eine angleichende Verkleinerung der Gegenseite in der gleichen Sitzung oder zu einem späteren Zeitpunkt durchgeführt werden könnte (sog. tumoradaptierte Reduktionsplastik). Warum nicht 2 Fliegen mit einer Klappe schlagen?

3. Fragen Sie Ihren Strahlentherapeuten nach modernen strahlentherapeutischen Konzepten, wenn er Ihnen die Standardtherapie empfiehlt. Könnte bei Ihnen eine Hypofraktionierung durchgeführt werden? Muss die Boostbestrahlung unbedingt durchgeführt werden?

4. Fragen Sie bei der Planung der medikamentösen Therapie nach der Möglichkeit einer Teilnahme an klinischen Studien! Bei Studien bekommen Sie mindestens die Standardtherapie, ggf. aber auch ein modernes Medikament, das die Wirkung der Standardtherapie übertreffen soll. Ob dies tatsächlich der Fall ist, kann natürlich vor der Studie keiner sagen. In den meisten Fällen resultiert aber zumindest eine identische Effektivität mit geringeren Nebenwirkungen oder eine höhere Effektivität mit gleichen oder unter Umständen auch schwerwiegenden Nebenwirkungen. Falls keine Studien an dem von Ihnen ausgewählten Brustzentrum angeboten werden, sollten Sie die behandelnden Ärzte fragen, ob an anderen Brustzentren vielleicht Studien für Sie existieren könnten. Auch wenn die behandelnden Ärzte dies nicht mit letzter Sicherheit sagen können, können Sie Ihnen Ansprechpartner an den anderen Brustzentren benennen. Sie können sich auch auf der Homepage der Deutschen Krebsgesellschaft nach momentan in Deutschland durchgeführten Studien informieren.

5. Seien Sie kritisch und fragen Sie viel, bleiben Sie aber höflich dabei! Für jeden wahren Experten sind kritische Patienten keine Plage, sondern eine Bereicherung des klinischen Alltags. Allerdings macht natürlich auch der Ton die Musik. Herablassende Kritik führt häufig zu einer Verweigerungshaltung bei den Ärzten; höfliches Nachfragen motiviert eher, die Truhe mit dem Erfahrungsschatz zu öffnen.

20

6. Falls Sie Interesse an komplementären medizinischen Maßnahmen haben, fragen Sie Ihren behandelnden Arzt im Brustzentrum oder Ihren niedergelassenen Frauenarzt/Hausarzt. Vielleicht kann er Ihnen nicht direkt helfen. Er sollte aber zumindest Ihren Fragen offen begegnen, auch wenn sie Ihnen vielleicht keinen geeigneten Ansprechpartner nennen können. Leider sind bis heute diesbezüglich viele Ärzte sehr abweisend eingestellt.

7. Vergessen Sie nicht Ihren Knochen! Viele Tumortherapien können einen Knochenschwund im Alter (Osteoporose) hervorrufen. Dank der immer besser werdenden Heilungsrate bei vielen Krebserkrankungen sehen wir heutzutage viele Langzeitüberlebende, welche häufiger bereits in frühen Jahren eine Osteoporose entwickeln. Die Entwicklung der Osteoporose geht sehr schleppend voran, sodass sie durch jährliche Knochendichtemessungen in aller Regel bereits sehr früh die Entwicklung erfassen können. Bitte lesen Sie hierzu auch noch einmal unser Kapitel Krebstherapie induzierte Osteoporose.

8. Tun Sie sich selbst einen Gefallen und bleiben Sie am Ball! Studien haben gezeigt, dass 40 bis 50% aller Patientinnen im Laufe der Zeit eine antihormonelle Therapie nicht mehr durchführen, dies verschlechtert verständlicherweise ihre Prognose. Halten Sie durch! Fragen Sie Ihren Arzt nach Möglichkeiten, Komplikationen zu behandeln und ggf. Nebenwirkungen einzudämmen.

Serviceteil

Sachverzeichnis